U0925681

# 抑郁，撒由那拉！

薬を使わずに「うつ」を治す本

（日）最上悠 著
王凤香 王明皓 审译

華夏出版社
HUAXIA PUBLISHING HOUSE

图书在版编目(CIP)数据

抑郁,撒由那拉!/(日)最上悠著;王凤香,王明皓译.
-北京:华夏出版社,2010.10(2011年重印)
ISBN 978-7-5080-5979-2

Ⅰ.①抑… Ⅱ.①最… ②王… ③王… Ⅲ.①抑郁症-治疗-通俗读物 Ⅳ.①R749.405-49

中国版本图书馆CIP数据核字(2010)第193721号



出　　版:华夏出版社
(北京市东直门外香河园北里4号　邮编:100028　电话:64663331转)
经　　销:新华书店
印　　刷:北京世界知识印刷厂
装　　订:三河市李旗庄少明装订厂
版　　次:2010年10月北京第1版
2011年5月北京第2次印刷
开　　本:880×1230　1/32开
印　　张:8.25开
字　　数:143千字
插　　页:1
定　　价:28.00元

本版图书凡印刷、装订错误,可及时向我社发行部调换

foreword 序

# 抑郁不能单靠药物治疗

正在阅读本书的你，内心正处于怎样的状态呢?

你是否常常感到痛苦、不安，怀疑自己“是不是得了抑郁症”?或者，你正在接受医院或诊所的抑郁症治疗，并为了是否要接受医师的建议，开始服用药物，而感到彷徨无助呢?

还是你已经长年服药，但病情却不见好转，心情一点也没有觉得轻松，而觉得十分困扰呢?

不论你属于哪一种情形，为“抑郁倾向”或“抑郁症”而烦恼的人，应该都会对药物治疗多少感到有些不安与疑虑。

在日本，一旦开始治疗抑郁症，许多医师都会采取“不论如何，先吃药看看情况”的态度。大众传播媒体也一再重复传达“及早接受专业治疗”、“治疗抑郁首选药物”的观念。在这样的环境下，那些为抑郁情绪或抑郁症所困扰的人，便很容易在大众言之凿凿的情境下，毫不犹豫地接受以药物治疗抑郁症的方法。

但是，可以用这种轻率的态度服用精神科的药物吗?而且，服用药物后，症状是否可以立即得到改善?

我认为以上两个问题，答案都是“No”。

勿庸讳言，抑郁症的某些症状的确适合以药物来治疗；也必须承认，许多患者在服用药物之后，抑郁症状确实有所改善。然而，有些抑郁症（抑郁状态）却是不吃药也能治愈的。因此，光靠服用治疗抑郁症的药物，并不一定能解决所有的抑郁症问题。

请看下图：

### 治疗抑郁症的四个步骤

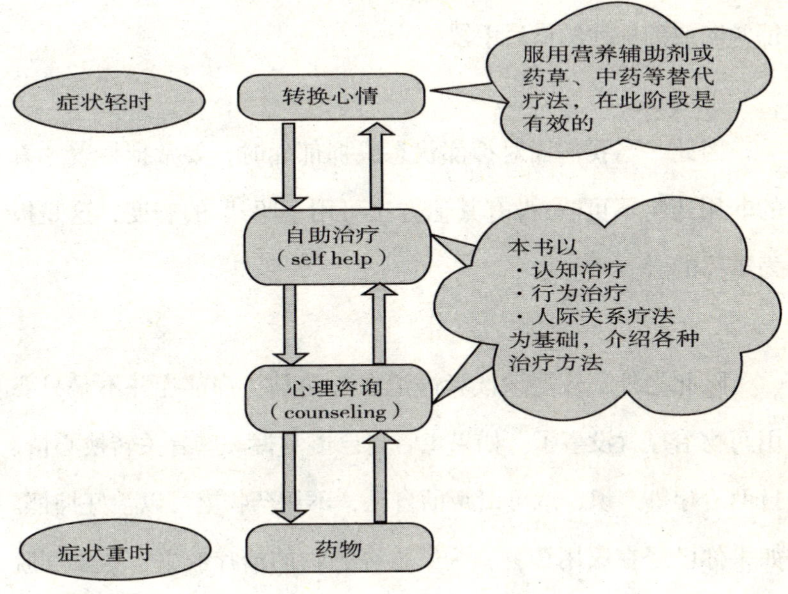


上图是治疗抑郁状态或抑郁症时所应采取的正确步骤。

在欧美国家，医生们会首先建议抑郁患者尝试转换心情等方法，观察症状是否会获得改善——这是治疗抑郁的第一个步骤。倘若症状有所改善，医生便认为转换心情已经发挥足够的治疗效果；若效果不显著，接下来医生便会建议患者学习精神治疗法。医生们在帮助患者正确理解精神治疗的内容之后，便让患者自已进行自助治疗(self help)，或建议由心理咨询师为患者进行心理咨询 (counseling)等治疗。如果这些尝试都无效，最后才会考虑进行药物治疗。换句话说，使用药物是欧美治疗抑郁倾向或抑郁症的最后手段。

因此，当我们面对抑郁状态或抑郁症时，要常抱持着“真的非用药物不可吗?没有其他方法可用了吗?”的态度，这是极为重要的。

除此之外，还要请读者谨记在心的是：抑郁症并不是只要用药物治疗就没事了。如果患者自己能掌握一些有关转换心情、自助治疗等知识，就可以帮助自己，不用药物就可以治好抑郁。如果你已经在服用药物，为了提高药物的治疗效果，尽早摆脱对药物的依赖并预防复发症状等，这些知识都会有极大的助益。

本书将按照前文所提出的治疗抑郁状态或抑郁症的步骤，配合症状与具体的实践方法，去进行解说。而日本民众不太熟悉的自助治疗(在本书的第三、四、五章)，更是笔者在本书中着墨最多的重点。

知道转换心情或自助治疗的方法，对于因为抑郁而烦恼的人们有很大的助益。希望读者在阅读本书的同时，也能一边对应自己的抑郁症状，一边观察自己现在正处于哪个阶段，从而选择合适的治疗方法。相信本书会给你帮助。

众所周知，抑郁症的治疗，并没有一套适合所有人的标准治疗法。事实上，要克服抑郁，也的确不是一件容易的事。但只要认清抑郁的本质，了解相应的方法，一定能从中找到一个适合自己的良方。笔者深信，本书必能帮助每一位长期迷惘于抑郁中、求助无门的抑郁战士，找到冲出重围的关键点。

(本书中所述的“抑郁或抑郁症”，规范的说法应为“抑郁状态或抑郁症”。有关抑郁状态与抑郁症的区别，请读者参阅本书第二章的详细内容。)

最上悠

# 目 录 C·o·n·t·e·n·t·s

第 1 章

# 不必急着去医院

## 日本的现状——对抑郁症只给予药物治疗

当你听到抑郁症的治疗时，首先想到的会是哪一种方法?

不论是曾经接受治疗的人，还是正准备开始接受治疗的人，你首先想到的是否就是“吃药”呢?

“抑郁症既然被医学认定是一种‘病’，当然就应该靠吃药来治疗了，不是吗?而且，现在应该有很多疗效很好的药物，对吗?”

以上是那些有心理问题或抑郁症的病人，常会问我的问题。

提出这些问题的人，大多抱有那种“只要吃药就能立刻治好抑郁”的想法。之所以会有这么多人抱持这种想法，原因之一应该是大众传播媒体不断传播“如果你得了抑郁症，吃药就会好”的信息。然而，想单靠药物就治好抑郁，实在是一种过于轻率、天真的想法。

翻开医学杂志，那些医药知识丰富的精神科医生也常主张——“只要吃药就可以治好抑郁症，大家应该积极地服用药物”；然而，同一本杂志中的心理咨询师却建议——“心理咨询对于抑郁症的治疗极为有效，大家应该用心理咨询来克服抑郁！”这样一来，那些对于究竟该到精神科就诊，还是该接受医生建议服用抑郁症药物而感到困惑的人，自然会产生这样的疑虑：“既然得了抑郁症，说不定还是吃药比较好?难道除了吃药之外还有其他治疗的方法吗?”更糟的是，需要思考这些问题的人，通常正处于因抑郁症而引起的痛苦与不安感加重的时期。此时，要患者独自下判断，也实在太为难他们了!

事实上，只有在极少数医院中设有精神科的先进国家里，医生们才会轻率地对抑郁症患者给予药物治疗，并开出超出病人需要的神经安定剂，日本就是其一。也就是说，日本国内普遍存在着“治疗抑郁症只要靠药物就可以……”的思维。这是一种只存在于日本、日本人所特有的

"常识"(其实是一种错误的常识)。因此，当人们有抑郁倾向或罹患抑郁症时，我决不建议大家不假思索地服用药物进行治疗。另外，我还希望大家明白：即使医生建议你服药来治疗抑郁，你也决不能一厢情愿地以为吃了药就能治好抑郁，或天真地以为只要服用药物，便能从此挥别抑郁，让人生充满色彩。

## *一种很好的方法——转换心情*

那么，如果我们患上了抑郁症，却不想马上接受药物治疗的话，有什么是我们可以积极去做的事呢?

也许你可以尝试寻找适合自己的方法来转换心情，有人将这种方法称为消除压力或纾解压力法。

在一般日常生活中，我们大都会无意识地帮自己减轻压力或纾解压力。通过做某些事转换心情后，即使那些造成压力的现实问题——例如，悲哀的事情或有讨厌的上司等情况并没有改变，我们的痛苦与不安却仍能稍有减轻。

也许现在的你正为抑郁症状所苦，觉得现在还在谈纾解压力真是愚蠢！然而，现今的医学研究明确证实：轻度到中度的抑郁症，的确可以通过压力的纾解，使症状得到某种程度的减轻。研究显示：程度轻微的抑郁症状，以纾解压力的方法来处理，其效果与服用三环类抗抑郁药(imipramin)相同。换句话说，从精神医疗的观点来看，纾解压力对于心理健康的维持具有极重要的意义。

当人们在精神上感到痛苦与不安时便无法正常地以无意识的方式自由转换心情。因此，当我们陷入抑郁情绪或罹患抑郁症时，便必须有意识地去进行心情的转换。

一般人听到纾解压力时，会想到哪些方法呢?

运动、瑜伽、按摩、针灸、放松运动(reaxa-tion)、香草、和朋友或家人聊天、听喜欢的音乐、阅读、健康的生活方式……诸如此类的活动，都是一般身体健康的人会选择的心情放松法。

或许你会问，在这些方法中，最适合抑郁症患者的又是哪些呢?

其实，最能让自己心情变好的方法就是最适当的方法。上述各种方法确实都有纾解压力的作用，但如果它们都无法帮助你重新振作，那么，或许你可以再试试其他的方法。比如说，如果与好友一同享用美食可以让你心情舒畅，也不失为一种好的纾解压力法。

当然，在选择纾解压力的方法时，要注意避免从事危及他人权益或有害健康的行为。总而言之，只要能达到转换心情的目标，在安全与健康的前提之下，任何方法都值得一试。

反之，我们也可以说，并没有哪一种方法适用于每一个人。举例来说，原本就不喜欢运动的人，如果强迫他用运动来消除压力，那么压力将不减反增；有些人看漫画能使心情变好，但这种方法或许却并不适合你。至于现在最流行的香草治疗，如果要一个讨厌香草的人去尝试，那些味道只会使他感到恶心，更不要提达到纾解压力的效果了!因此，对每个人来说，纾解压力的方法各有不同。让我们一起努力，找出最适合自己的放松心情的方法吧!

在此，要提醒大家注意的是：不要让纾解压力成为逃避现实的借口。所谓转换心情法，是希望帮助你在心情转忧为喜之后，重新回到现实生活中，去好好地面对一切，这和逃避现实完全不同，希望大家能确实了解这一点。尤其要注意避免酒精和赌博，在心情状态不佳时喝酒或赌博，只会让人不自觉地超越自制的界线而无法自拔。因此，如果真要以这两种方法来转换心情，就必须要在你确定自己能掌控自己的前提下，才能去做。

倘若你能顺利地找到适合自己的纾压方法，并达到转换心情的目标，那么你或许就不用到医院就医，或接受心理治疗了。笔者在此衷心建议有上述需要的读者们暂且放下对“用纾解压力来治疗抑郁”的怀疑，不管三七二十一，先找出自己喜欢做的事试着纾解压力看看吧!

如果你已经找到了适合的转换心情的方法，而心里却仍想着：

“不知道这个方法到底对不对?”

“还是到医院去给医生看一下比较好吧?”

为这些问题烦恼的病人并不少。请大家不要太在意这些问题。只要觉得现在心情比较好，就可以了。

总而言之，用适合自己的方法纾解压力的态度最重要。以单纯的心态，尝试着去做一些自己喜欢的事来纾解压力，如果压力仍然无法减轻，再尝试其他的方法也无妨!

不过，请读者注意：在选择转换心情的方法时，要注意使这些方法能与自己的身心状态相适应。

例如，对抑郁症患者而言，泡温泉浴确实能达到放松心情的效果；但是当病情严重时，病人光是到温泉去的精神和体力都不够，在这种情况下，极有可能在抵达旅行目的地时，就会病倒，还来不及住进旅馆，就先住进了医院。因此，请大家牢记，以转换心情的方法来治疗抑郁，只适用于程度轻微的抑郁症患者。

### *补充营养辅助食品也是一种治疗方法*

在决定去医院就医之前，还有其他方法可以帮助自己减轻精神上的痛苦。最近在日本已经为大众所接受的营养补助食品，就是其中之一。

举例来说，许多妇女在月经前或更年期时，服用维生素能帮助精神状态稳定。尤其是维生素 $B_6$，已经过医学界认可，它对月经前的身心不稳定状态具有明显疗效。

我个人也经常建议有心理问题的女性患者服用维生素 $B_6$。当我告诉她们：“服用这种维生素的副作用就是让皮肤变好，所以，就算吃了之后精神状态没有改善，皮肤也会变得光滑柔嫩哦!”听了这些话，她们便能接受服用维生素 $B_6$ 了。现在，一般人普遍也都认为，维生素 $B_6$ 能改善皮肤状况。

此外，不分男女，维生素也有预防老化与痴呆的效果。其中最具代表性的是被称为“防止老化的维生素”——维生素 E。这种维生素被认为对人的精神、心理能发挥某种正面的影响力。

最近医学研究显示，某些维生素对躁郁症与躁狂症发作具有抑制作用。

不过，营养补助食品，诚如其名，只能用来补充营养。它主要用来帮助常外出就餐的现代人补充不均衡的营养，或补充因与传统的栽培方式不同，而致人们摄取的食物内所欠缺的养分。然而，倘若因为服用营养辅助品，便单纯地以为，自己已经摄取到所有的营养，就未免过度天真了。

其实，为了均衡地摄取营养，均衡饮食仍然是最有效的方法。虽然时下流行不吃碳水化合物的“低碳减肥”理念，但是，当人体内缺乏碳水化合物时，心情会变得焦躁不安，也容易陷入抑郁。

均衡的饮食和规律的睡眠一样，都与心理健康密切相关。

因此，如果你是一个容易积累压力的人，或许你就需要追根溯源地重新审视自己包括饮食习惯在内的生活方式。

营养补助食品或许短期内会对精神稳定有所帮助，但绝不可将它当作最主要的治疗方法。记住，“只要吃了这个，就可以消除痛苦与不安”的想法，是绝对不正确的！

此外，同时服用多种营养补助食品，将服用营养补助食品视为行为的目的，有时反而会增加压力。营养补助食品，充其量只是用来补充体内不足的营养而已，因此，“吃了可能会比较好”的心态，应该是最恰当的。

## *你听说过圣约翰草吗？*

近年来，在心理治疗的领域中，替代疗法日渐受到重视。

或许有很多读者对这个名词感到十分陌生。替代疗法是由英文的 alternative medicine 翻译而来。简单地说，它泛指所有现代西方医学不使用的各种治疗方法。具体地说，它包括了大家所熟悉的药草、中药、芳香疗法、针灸、按摩、海洋疗法(Thalassotherapy)、动物疗法(animal therapy)、温泉疗法等。

20 世纪以来，现代西方医学确实救治了许多感染性疾患的患者，贡献巨大。然而，另一方面，它却也为人类带来许多因药物所产生的副作用与灾害。此外，如癌症末期等问题，现代西方医学仍然束手无策，诸如此类的问题至今仍然存在。至于精神科领域，虽然有许多患者在药物与心理治疗的帮助下，病情得到控制与缓解，但无法否认，还有许多精神疾患是无法彻底治愈的。

以填补这些西方医学治疗死角为目标的替代疗法，在精神科领域中，也逐渐受到重视。

也许有人会认为，替代疗法是一种与西洋医学相抗衡或取代西洋医学的治疗方法。然而事实并非如此，在许多时候，两者常会并用于临床治疗中。

看到这里，相信读者们一定会想问：在替代疗法所使用的方法中，针对如抑郁症等心理问题的有效疗法是什么？虽然大多数的替代疗法效果都未经严格的医学研究验证，不过其中仍有一些得到了医学客观认定的，认为是有效的方法。

药草疗法就是其中之一。这是一种利用大家熟知的药草(Herb)来进行治疗的方法(广义地说，中药虽然也使用药草，然而此处我们所指的是欧美传统医学中所用的药草)。

在西方，尤其是欧洲，药草被广泛用来治疗

各种疾病，其种类据称高达数百种。接下来我们将选出其中被认为对抑郁症最具疗效的药草，介绍给各位读者。

圣约翰草(St.John’s Wort) 被认为对于轻度抑郁症的治疗效果与抗抑郁症药物几乎相同。在德国，它甚至是临床上治疗抑郁症的药物。然而据说市面上充斥许多假冒的圣约翰草，在选购时有必要多加注意。

此外，正在服用华法林或地高辛等心脏病药物，或 SSRI (抗抑郁药的一类，选择性 5 羟色胺再摄取抑制剂) 等抗抑郁药的患者，为避免造成药物相互作用的问题，若想同时用圣约翰草辅助治疗，请务必事先征询医生的意见。

除此之外，银杏叶提取物对于治疗抑郁症的效果，虽然至今尚未得到定论，但它能改善某些心理疾病的症状，也是众所周知的事实。银杏叶提取物除了能延缓阿尔茨海默病的病程外，在美国也被用来治疗更年期综合征。

谈到更年期综合征，在日本有许多医生，会轻率地应用雌激素(激素替代疗法，HRT) 为患者进行治疗。然而在欧美，这种治疗方法不仅疗效备受争议，它会增高妇女罹患乳腺癌、大肠癌、心血管疾病等风险，也常引起争议。因此，欧美医生会尽量缩短使用 HRT 的剂量与时间，鼓励患者利用其他替代疗法，如银杏叶提取物、北美升麻(Cohosh，药草的一种)，以及维生素 E 等来辅助治疗。

不过，很多人以为，替代疗法没有副作用，这其实是一种误解。举例来说，近年来很时髦的芳香治疗中涂抹于肌肤上的精油，会导致患者皮肤干燥，便是替代疗法的副作用之一。换句话说，并非所有药草都适合每一个人，就如同营养补助食品一样。因此，请读者们要了解，药草治疗不一定能够产生你所期待的效果。

## 轻度抑郁症，中药也有疗效

日本人所熟悉的中药，也是另一个具有代表性的替代疗法。

不但医生们可以用医疗保险开立中药处方，一般民众也能在药店自行购买医疗用汉方制剂。中药的使用几乎已经蔚然成风，在日常生活中被人们广泛应用。

那么，中药在治疗精神疾病方面究竟能发挥多大作用呢？

目前，可以单靠中药治疗的精神疾病包括轻度抑郁症、心身症(请参阅第二章)与失眠等。

一般人认为，中药可以减轻或消除精神科药物的副作用，所以，遇到合适的患者，我也会视情况予以合并使用。

此外，绝对无法单靠中药治疗的精神疾病有：感觉统合失调、人格障碍、重度精神疾病等。这些疾病，如果单靠中药治疗，极可能会导致病情加重。

也有许多人对中药抱有极大的误解，认为它没有副作用。其实中药也是药物的一种，如果下错了处方，会和药草一样出现副作用。因此，当你自行前往药店选购中药时，一定要选择可信赖的药店，并要咨询他们的专业意见。

此外，如果是找医生开中药处方，要注意医生是否具有日本东洋医学会所颁发的“日本东洋医学会专科医师”执照，这样才能比较放心。

如前所述，在刚刚发病症状轻微的时候，就算不到精神科就诊或服用精神科药物，也可以依症状的轻重不同，利用营养补助食品、药草、中药等减轻精神上的痛苦与不安。不过，要注意的是：这些方法与消除压力的方法一样，必须由当事人亲自尝试之后，才能知道效果如何。

由于每个人的性情不同，因此，每个人适用的方法也不同。这可以说是一种“合不合拍”的情况，就如同精神科医生与患者之间的关系一样。

半途而废或一曝十寒的做法，无法观察这些方法是否有效。因此，不论尝试哪种方法，都应该耐心持续应用一段时间。如果情况真的并未获得改善，那么再换另一种方法试试看。这种态度是非常重要的。

## *欧美国家常用的现代精神疗法*

除了上述的各种方法之外，对于受到抑郁情绪或抑郁症困扰的人，在就医之前，笔者强烈建议大家一定要先尝试另一种方法，即自助式治疗法——这是一种在欧美被普遍采用的治疗方法。所谓自助式疗法，就是让患者自行研读有关精神治疗的书籍，进而进行自我治疗，通称为“自助治疗”。

以下首先针对精神治疗做个简单的说明。

精神治疗的主要方式是找出造成抑郁的问题(即现实生活中所遇到的问题)并予以解决，以此来治疗抑郁。

抑郁症大多起因于各种现实生活中的问题对个人造成的心理负担，因此，将治疗重点放在找出解决这些问题的方法，便能治愈大多数的抑郁症患者。

在精神治疗中，抑郁症的主要治疗方法约有以下三种：

·认知治疗(纠正扭曲的想法)

·行为治疗(积累成功经验与具体行动的成效)

·人际关系治疗(解决人际关系问题)

这三种治疗法分别将焦点置于与“想法”、“行为”、“人际关系”有关的现实问题上，希望以心理咨询的方法，帮助患者解决问题，并因此治愈抑郁。笔者将这三种方法统称为现代精神疗法。

在心理治疗领域发展最先进的美国，其精神医学会所出版的《抑郁症指南》中指出：“轻度到中度的抑郁症患者，最初应以心理咨询为中心进行治疗。”约有半数以上的患者对上述三种疗法反应良好。此外，亦有研究证明，此三种疗法的效果与服用药物的疗效相同，甚至更好，因此在临床中被广泛应用。

美国出版的《再见了，讨厌的心情!》

(David．D Bans 著，野村总一郎等译，星和书店出版)是一本认知治疗的入门书，曾经荣登全美销量第一的宝座。可见，自助治疗和心理咨询已普遍存在于一般美国人的日常生活中。

在现代精神疗法还没被日本人广泛认识时，大家一定很难相信这些方法的疗效吧！阅读本书的读者中，或许有人正在接受心理咨询治疗，能把心里的话说给咨询师听，也因此，情绪得到宣泄，不少人便会感到心情轻松许多。然而，是否也有些人会在心里产生如下列的疑问，而引起强烈的情绪反弹呢?

“我已经做过很多次的心理咨询了，但抑郁症却没有得到多大的改善。”

“心理咨询不就是听我说话吗?这样真的能治好抑郁吗?”

日本国内有许多人会质疑心理咨询的效果，这是什么原因呢?

## 心理咨询在日本不普及的原因

与欧美相比较，心理咨询在日本不普及的原因，可归纳为以下几点：

首先是医保给付的问题。在心理咨询中，适用医保的只有由医生进行的精神分析治疗(标准心理治疗法)。而全世界发达国家中，将现代精神疗法治疗抑郁症排除于医保给付范围之外的，只有日本。

由于医保并不给付这种治疗的费用，因此，现代精神方法只能由医生或心理治疗师以不收取费用的方式进行，或者自费，由患者自行负担费用。

此外，应用现代精神疗法每次治疗都需耗费相当的时间。换句话说，在日本现今每位精神科患者只有五到十分钟的诊疗时间的状况下，要医生采用这种治疗方法，的确相当困难。

而且，在日本，心理咨询还会受到普通大众的歧视。

目前，日本国内心理咨询师的资格认证方式，与医生不同，仍停留在民间团体的资格认定方式。在所有发达国家中，只有日本还未将心理咨询师列入国家认证范畴，这实在是日本违反常理的怪现象。也因此，日本国内的心理咨询师，不论在专业或技能上都显得良莠不齐。

之所以在日本以现代精神疗法为基础的心理咨询无法普及，其原因除了医保不给付之外，具备实施这种心理治疗法能力的专业人员太少，也是原因之一。即使是精神科医生或心理治疗师，对于认知治疗与人际关系治疗法感到完全无知的人，也大有人在。在这一点上，日本的现状与美国各州立法规定精神科医生必须修读认知治疗专业的情况差异极大。

除此之外，欧美各国对于心理治疗的效果评估，也极为盛行。认知治疗与人际关系治疗之所以积极地被采用，是因为在临床观察中，这两种治疗方法与药物治疗的效果几乎相同(不仅如此，实验也证明，精神治疗与药物治疗并行能发挥极大的效用)。

相比之下，日本对于心理咨询的效果并未进行严格检验；认证新药时，也未能进行严格的临床观察。所以对日本人而言，究竟哪一种心理咨询治疗法较具疗效这样的研究，也只能局限于少数患者，并靠研究者的主观看法去做出评判。

## *心理咨询就是听你说话吗?*

我们究竟能期待心理咨询发挥哪种效果呢?

有烦恼或不安的人，如果能把内心的烦恼说出来，就能达到“透气”的效果。换句话说，如果能找到一个可以信赖的人倾吐心事，让自己觉得“我不再孤单”时，心情就会变得轻松许多，这是某些人对心理咨询所发挥的效果的解释。

因为患者能放心对心理咨询师说一些别人或许会觉得“很愚蠢”的话，或因为有人聆听自己的心情，便能走出抑郁，找回原有的生活步调，这也许也是心理咨询有效的例证吧!

在这种情况下渐渐恢复的患者们，或许会产生某种自信，觉得“不一定要一直依赖医生或心理咨询师，靠自己的力量应该也可以克服问题吧！”或“不一定要找专业人员，也许把自己的烦恼告诉值得尊敬的前辈，或是男朋友(女朋友)、家人等，也可以让自己觉得轻松吧！”

举例来说，假设你现在是个心情烦闷的上班族，正和前辈或同事在小吃店聊天。这时候，你听到别人谈论烦恼与不安，发现“原来大家都一样痛苦啊!”的时候，心情必然会豁然开朗，从原先的烦闷转为“那我也还要继续努力”的积极想法。这也可以说是一种广义的心理咨询效果。

如果精神状况还不太糟，仍有一些心理上的能量和空间时，就算不找人说话，自己写写日记，在日记上抒发苦恼，或自问自答，之后，能反省到“果然是自己太钻牛角尖了”，有时也会让人觉得心情放松许多。

像这样，许多人只要有人能(或自言自语）让自己倾吐心事，心情便会放松，情绪便自然冷静下来了。

在日本，只要谈到心理咨询，一般人会认为就是“听我说很多话”的治疗。问题是，对于有些人来说，即使有人聆听自己的心声，也无法使心情感觉轻松。例如，“悲伤得无法自已”或“绝对无法原谅他！我恨他!”等情绪如果一直积累，这些强烈的情绪会使人失去理性而无法冷静思考。这类情绪如果持续积累，当事人就可能对周围的人说出情绪正常时不会说的话，或突然对他人以暴力相向等。

这时，就需要靠欧美各国盛行的现代精神疗法中的“心理咨询”来发挥效果了。换句话说，当“倾听”无法发挥效用时，医生或心理咨询师就会积极介入患者的想法与行为，尝试帮助患者解决问题。

对于这一点，如果我们从教养儿童的角度来思考，会比较容易理解。在教养儿童时，我们会尊重儿童的自主性，在某种程度范围内让孩子做他想做的事，有时甚至会任凭他遭遇失败——这也是一种重要的教育。但是，当失败一再发生，甚至引发大的问题时，父母亲就会出面介入，帮助孩子修正他的轨道，以避免他再犯同样的错误，从而达到成功。对于有抑郁情绪或抑郁症的患者，治疗方法也与这个道理类似。

## *通过自助治疗发挥现代精神疗法的疗效*

很遗憾，在日本，即使患者有意愿接受欧美式的现代精神疗法，也欠缺适合的医疗机构可以就诊。这样的现状，对于有抑郁倾向或抑郁症的人而言，实在非常残酷。

当然，也有许多心理治疗专业人员意识到，这种状况不应该再持续。因此，目前已经有一些机构在治疗中采用以现代精神疗法为基础的心理咨询，并开始着手推动心理咨询临床观察的运动。此外，希望在有限的诊疗时间中为患者实施现代精神治疗法的呼声也在临床医生群中日渐高涨。以自费方式为患者进行现代精神疗法的医生也有逐渐增加的趋势。

不过，即使有了这些改变，仍未能达到人人都能及时接受这种疗法的程度。不过，这并不意味着日本人无法借助这种方法去克服抑郁情绪或抑郁症。

想要克服痛苦，有些事必须得由自己和周围的朋友、家人共同努力去做。那就是——了解现代精神治疗法，并下定决心要靠自己克服抑郁，而且愿意为此尽心、努力。

当然这必须要病人拥有某种程度的心理能量和空间，并充分地理解现代精神疗法，进而找到适合自己的方法。只有这样，才能帮助自己放松心情，克服抑郁所带来的痛苦。换句话说，虽然想要在日本现行的医疗机构中接受现代精神治疗，并不是件容易的事，但我们还是可以靠自己阅读相关资讯，并实践自助治疗，帮助自己走出抑郁。目前欧美已经证实，自助治疗确实能达到某种程度的疗效。

而且，如果能真正了解现代精神疗法的内涵，即使最后还是得到医院或诊所接受治疗，这些知识也都有重要的参考价值，可以让自己受益。

在本书接下来的各章里,我将详细说明现代精神疗法究竟是怎样的疗法,以及读者怎样自己进行自助治疗。

# 第2章

# 什么是抑郁?

## *怎样的精神状态是抑郁？时间有多久？*

到上一章为止，我们说明了克服精神状态的痛苦与不安，除了转换心情、药草等替代疗法外，还提到了在欧美国家中常被使用的现代精神疗法中的自助治疗。

在说明自助治疗的具体应用之前，请大家先想一想：到底什么是抑郁?厘清这个问题，对于了解自身所处的状态与克服痛苦有极大的帮助。

举例来说，因为被男朋友或女朋友甩了而郁郁不乐，是很正常的现象，并不能算是一种病态。不过，如果因此而有强烈的想要自杀的念头，并真的计划进行；或是这种抑郁的心情持续多年等，就是一种抑郁的状态，也可说是已经罹患了抑郁症，这就是一种病态。

当痛苦的程度不断增加，使人有活不下去的感觉，或痛苦的心情长期持续，在程度上过于严重、在时间上过于漫长时，就是抑郁的征兆。

要判断一个人是否罹患抑郁症，还有一个关键要素，那就是觉得“自己变得和以前不一样了”。例如，两年前觉得打高尔夫球很有趣，现在却一点也提不起兴趣。个人的兴趣或嗜好，确实可能有所改变，不过，如果以前觉得很有趣，现在却一点也提不起劲时，这种变化就显得过度极端了。个人的兴趣出现这种巨大的改变，也是一种检验是否已罹患抑郁症的基础指标。

此外，“虽然我的体质本来就比较容易疲倦，不过和以前比起来，现在更容易感到疲劳了”，或“原本我就是个注意力不太容易集中的人，不过和一年前或半年前比起来，我的注意力很明显变得更糟糕了”，对诸如此类的感觉也要多加留意。失眠(或嗜睡)、记忆力减退、饭量减少(或暴饮暴食)等症状，也是抑郁症的征兆。

如果你的情绪比以前明显变得容易气馁或暴躁易怒，就表示你的精神状况已经失去了平衡，这可以说是抑郁的征兆之一。人的性格不可能在一两年内发生急剧的转变。当你时常感到不安，而且程度日益加重，让你觉得束手无策时，或许这也是一种病态的征兆。另外，觉得人多的地方很可怕、和别人在一起时觉得很不自在、明明没有迫切难解的问题却就是有一种莫名的不安等，有这些感觉的人应该特别注意。

## 抑郁的九大症状

接下来，要向读者们再次明确抑郁状态这个概念。

所谓抑郁状态，就是指一般人所说的“没精神”的状态。让一个人没精神的原因，可能是现实生活中的烦恼，也可能是罹患了抑郁症。抑郁状态的含义是比较广泛的。

有人将抑郁状态用“心理缺氧”来比喻。由于压力、不安或恐惧，使脑部的传导物质无法充分发挥功能，会让人陷入长期情绪低落、缺乏活力的状态，这就是所谓的抑郁状态。

举例来说，一个人曾经出过车祸，此后只要出门或坐车都会感到害怕。这是因为脑部传导物质发生异常变化而让人感到强烈的不安所引起。同样地，由于过度疲劳使人丧失力气与精神，也是这个道理。

抑郁症的症状约可分为以下九种：

(1)心情抑郁。

(2)对事物丧失兴趣与喜悦的感觉。

(3)食欲减退或增加。

(4)失眠或嗜睡。

(5)强烈的焦躁感、身心反应变得迟钝。

(6)容易疲倦、缺乏活力。

(7)有强烈的罪恶感。

(8)思考力与集中注意力减退。

(9)有想死的念头。

第(1)项所说的心情抑郁，是指一个人无法从悲伤的情绪中走出来，一直处在抑郁的情绪中，很容易陷入沮丧消沉的状况。第(2)项则是指一个人的情感反应变得迟钝，对任何事都提不起劲，

## 出现这样的症状要注意

• 食欲减退或增强

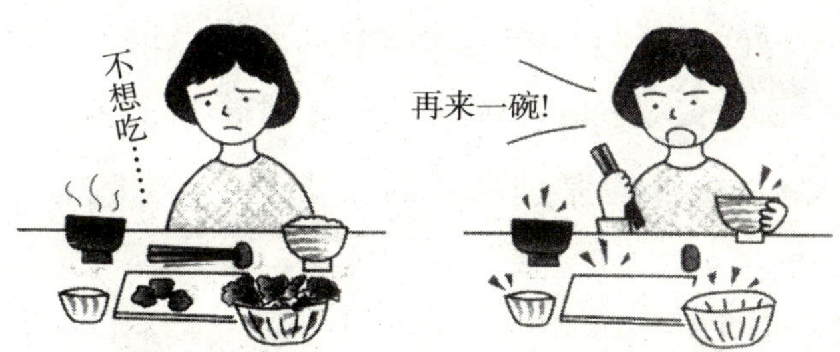


• 失眠或嗜睡

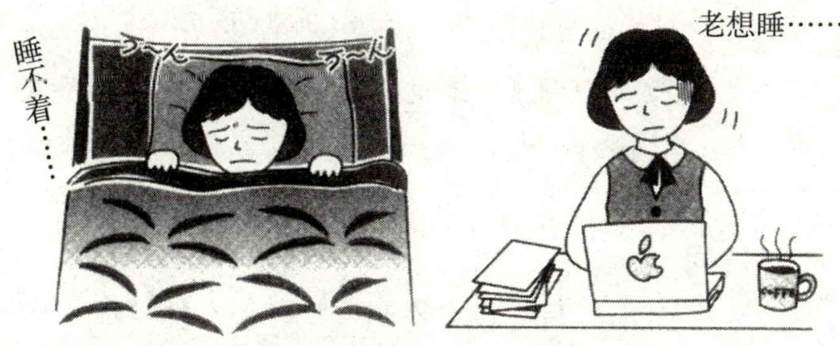


• 有轻生的念头

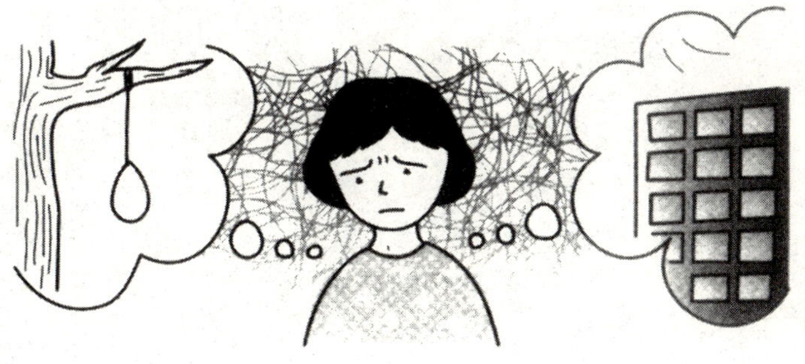

也不会觉得感动。

第(3)、(4)项的食欲减退与失眠，是大家很熟悉的抑郁症状；不过，睡太多与吃太多其实也是抑郁症的症状表现，请读者多加留心。

觉得行动变迟缓了，是第(5)项抑郁症的症状。相反地，变得慌慌张张、无法沉静下来、毫无理由地感到焦躁不安，也是抑郁症的症状。

以上这些症状，会导致个人在行为上表现为：迟到次数增加、请假频繁、时常离开座位、因为无法专心工作导致错误百出、记忆力减退、易怒、易受伤害等情况。

### 即使乐于工作，过度劳累也会导致抑郁

抑郁症最麻烦的是，即使当事人没有自觉症状，病情也会持续恶化。

比如说，当你被赋予一项工作任务时，因为认为自己办不到而感到烦恼，接着就会越来越烦恼，最后情绪低落而导致抑郁时，你多少会有所察觉，觉得自己好像跟平常不太一样，或不知道怎样才好。这种危机感，是有表现的。

但有许多抑郁症患者的情况却是，身负过多的业务，还觉得自己做得很快乐，并不觉得有哪里不对劲。

这种人由于工作效率高，因此承担了过多的工作任务，即使牺牲睡眠也会拼命工作，所谓过度工作就是这种状态。这种状态如果一直持续下去，便会不断积累疲劳，最后演变成“过劳”，情绪也会在不知不觉中陷入抑郁状态。过劳所引起的两大疾病除了缺血性心脏病(如心肌梗死、冠心病等)之外，就是抑郁症。

像这种工作狂，大多是在感觉到自己缺乏活力时，才到精神科门诊求医。当我问他们："是不是压力很大?"他们的回答多半是："没有！没有！我没什么压力！"或者说："我工作得很快乐，也没什么烦恼，每天都过得很充实。"

但当我改问："会不会很忙?"就会发现，他们几乎都做着超量的工作，其工作量大到即使把身体累坏也不会令人吃惊的地步。

"只要做自己喜欢做的事，姑且不论会不会把身体累坏，怎么也不至于得抑郁症吧!"相信很多人都会有这种想法，但事实并非如此。即使是自己很喜欢做的事，超出了自己的承受能力，甚至会要人命也不一定。

我们都很容易理解一个人因为做讨厌的工作而积累许多压力，最后发展成抑郁症的情况。相反，如果做喜欢的工作，却时常忘记踩刹车，以至做过火、做太多，结果导致抑郁症。这样的情况其实并不少见。

### *只表现躯体症状的抑郁症*

抑郁症的症状还有一个特点，那就是许多抑郁症患者的异常表现，只显现在身体症状上。

日本自杀人口年年增加，已经成为现今社会上的热门话题。其中因为过劳而自杀的人数，也不断在增加。在自杀者当中，有近半数的人在自杀前一个月内都曾感觉身体不适，并曾接受医院的诊疗。

既然都已经去看过医生了，为什么还是无法防止悲剧的发生呢?原因之一是，负责诊治的内科医生并没有认识到，患者的症状是由于抑郁症引起的，因此只告诉患者“你的身体没什么特别的问题”，便让患者回家，而没有建议患者转到精神科去接受治疗。这样的情形有很多。

另外，即使内科医生建议患者：“你可能得了抑郁症，请

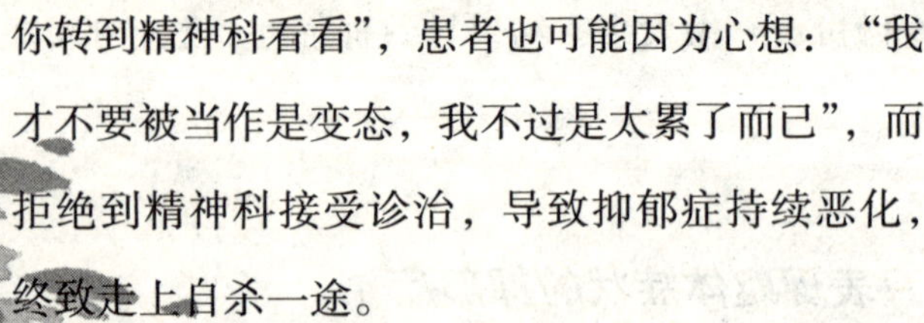

你转到精神科看看”，患者也可能因为心想：“我才不要被当作是变态，我不过是太累了而已”，而拒绝到精神科接受诊治，导致抑郁症持续恶化，终致走上自杀一途。

为了防止这种悲剧的发生，首先，大家需要了解：抑郁症并不是一种特殊的疾病，而是一种每个人都有可能得的病。其次，当内科医生告诉你，身体没有特别的问题时，也许我们需要稍微怀疑一下自己：“我会不会是得了抑郁症？”这样的态度是非常重要的。如果你连这种怀疑都不愿意抱持，只是一味地安慰自己：“我没事，我很正常，我很健康。”然后继续力图振作，最后很可能将自己逼上绝路。

### *先看内科，排除躯体疾病*

现在，我们来更详细地讨论一下以躯体症状为主要表现的抑郁症。除了前面已经提过的食欲不振(体重减轻)，或过食、失眠、嗜睡之外，觉得头很重、头痛、腹痛、胸痛、疲劳、倦怠、便秘、腹泻、耳鸣、眩晕、轻微发热等各种身体不适的症状，都可能是抑郁症的身体症状。尤其是腹痛、胸痛，在医院中大多会被诊断为压力性疼痛。

无论如何，当你的身体出现这些症状时，建议你应该先到内科，接受详细的检查。

也就是说，在还不能确定精神不佳并不是身体原因之前，你不应该到精神科求诊，而应该先到内科就诊，排除躯体疾病。

举例来说，因为激素分泌异常，或脑瘤等身体疾病而出现的抑郁症状，如果没有查明病因，就轻易服用精神安定剂，将会导致无法挽回的后果。因为应用内科药物产生的副作用而出现抑郁症状的情况也很常见，请读者也要多加注意。

经过内科诊疗，确定病因并不是来自身体的疾病之后(必要时，可以多看几家医院、多做几次检查)，那么，现在表现的身体症状，就很可能是由抑郁症所引起的了。

这时，你很可能会有这种想法：“身体没病，但却总是提不起精神来，我真是没用。”一定不要抱有这种想法。如果这种想法一直持续，不断地责备自己，只会让抑郁症继续恶化，躯体症状也不会好转。

## *什么是自主神经功能失调？*

前文我们所讲的都是抑郁症的主要症状。除了这些主要症状外，抑郁症还有其他的症状，如肩膀严重酸痛、腰痛等。这些症状在医院中大多会被诊断为“自主神经功能失调”或“非特定主诉”。

“非特定主诉”是指身体出现疼痛、恶心、耳鸣、幻听等不适症状，但却找不到引起这些症状的原因。内科医生大多会告诉这类患者：“你想太多了，你的身体什么问题也没有。”然后就让患者回家。其实，这种患者正是精神科医生的治疗对象。

不论是“自主神经功能失调”或“非特定主诉”，都是用来作为病因不明的疾病的诊断的模糊病名，精神科医生几乎不用这种病名作为正式诊断。

不过，如果患者主诉胸口扑通扑通地跳，很不舒服，医生要是告诉他，他得了“恐慌症”或“焦虑症”，患者可能会以为自己得了严重的病症而受到太大惊吓，也可能因为不喜欢这种诊断而对医生产生反感，导致治疗无法有效地进行。因此，在这种情况下，还不如告诉他“是自主神经功能失调”。这样的诊断使患者比较容易接受。

临床上，抑郁症或焦虑症的患者，也的确时常被医生诊断为自主神经功能失调，因此大多能比较顺利地进行治疗。所以，有时医生为了让病人能安心接受治疗，不会告诉病人诊断是“抑郁症”或“焦虑症”，而是诊断“自主神经功能失调”，这点也请读者们能了解并体谅。

此外，原本就有的躯体疾病也可能会因为罹患抑郁症而更加恶化。这类疾病包括气喘、心肌梗死、糖尿病、脑栓塞、脑出血等。另外，根据研究，自身免疫性疾病、胶原病、风湿病、胃溃疡、溃疡性大肠炎、高血压等疾病，也会因为压力而导致病情加重。

同时，因为抑郁症发作，会觉得维持均衡饮食很麻烦，或没力气运动，容易导致抑郁症患者罹患与生活习惯密切相关的慢性疾病。

而且，由于抑郁情绪会导致免疫力下降，使人很容易感冒。这和因为工作忙碌、过度疲劳而使抵抗力下降的道理相同。当一个人的心理状况虚弱时，他/她的身体状况也会连带变得虚弱。

因此，当你发现，自己变得容易感冒或暴饮暴食，要多加留意，警惕自己是不是得了抑郁症。

### *真抑郁症？假抑郁症？*

有的患者长期持续感到精神痛苦或不安，或明明没有病，身体却总是怪怪的，经常感到身体不适，觉得很烦恼。这种情况下，有的人会告诉自己："我一点问题也没有，我很正常。"不错，意志力有时可以帮助自己走出危机。但是，如果状况已经严重到病态的程度，就不是单靠强烈的意志力就可以解决问题的了。

我希望这些一直在硬撑的人能够了解，抑郁情绪或抑郁症的问题，不会因为你不断地烦恼，或坚持认为自己很健康，就会有所改变。

抑郁症患者表现不一。有些抑郁症患者确实会表现出明显的异常行为。例如，原本很认真工作的人竟然开始迟到，原本很温和的人变得暴躁、难以相处等。虽然这样的病例为数不少，但也有许多抑郁症病人，在表面上完全看不出他 / 她的"阴暗面"。换句话说，这类患者的表现让人分不清楚他 / 她到底是正常人还是抑郁症患者。

日本的精神科医生倾向于清楚判别正常与异常，不过，这种态度也会让许多精神科患者受害。

精神科与内外科不同，诊断与治疗并不一定会一致。怎么

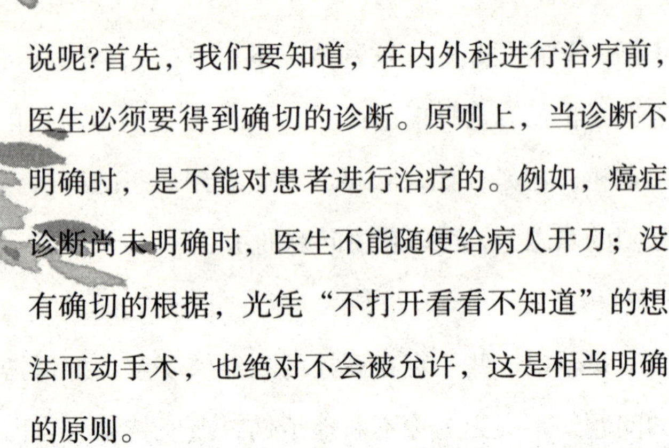

说呢?首先，我们要知道，在内外科进行治疗前，医生必须要得到确切的诊断。原则上，当诊断不明确时，是不能对患者进行治疗的。例如，癌症诊断尚未明确时，医生不能随便给病人开刀；没有确切的根据，光凭“不打开看看不知道”的想法而动手术，也绝对不会被允许，这是相当明确的原则。

但在精神科就不同了。因为诊断依据并不明确，因此很难证明诊断是否正确。所谓精神疾病，其实是研究精神医学的人，用自己的思维去解释、表达、分类脑部的功能障碍所得出的结论。

在这种情况下，如果精神科医生也坚持和内外科一样“诊断第一”，执著于疾病的诊断，便容易滋生许多问题——“原因论”就是其中之一。

所谓原因论，是指找出病因、想办法排除病因的治疗方法。

例如，当腹部感到疼痛时，必须先确认腹腔中哪个脏器出了问题，然后才能对症治疗。

但对于抑郁症患者而言，过度执著于探究他/她到底是压力性抑郁症还是生理性抑郁症，并没有太大的意义，因为没有任何人可以完全解读人心。

有些医生对患者病症的判断可能会是："这是生物学上的真性抑郁症"、"不，这是源自压力的假性抑郁症。"有的医生可能会告诉患者："你这是压力性的抑郁症状，不需要吃药。"但即使是被归结为"假性抑郁症"的压力性抑郁症，有时药物也会奏效。因此，如果所有的医生都以用药的方式去处理患者，那么压力性抑郁症的患者便会错失接受适当治疗的机会。

当然，我并不是主张在任何情况下都不使用精神科药物。状况不明的情况下使用药物固然不好，但如果医生确定能有效地使用药物，并且药物的确可以帮助患者尽快走出抑郁时，我也赞成药物治疗。

有些医生虽然给予患者抗抑郁药，但其实觉得“这个患者并不是真正的抑郁症，药物应该没效”，这样的情况不少。

全世界有关真假抑郁症的讨论，开始于20世纪70至80年代之间。然而，经过许多不同的研究之后，现在各方所取得的共识是：真假抑郁症二者之间界线并不明显，而且两者在病情发展上有连续性。

换句话说，就算前文所谓真抑郁症，其实也和因为压力而造成的抑郁心情密切相关。而被诊断为假性(即压力性)抑郁症的患者，有四成在病程不断进展多年之后，演变成躁郁症，而成为真正的(即生物学性的)抑郁症(即一种精神疾病)。

因此，所谓的异常状态，其实是从正常状态中的情绪低落开始，逐渐演变的结果。所以，当我们觉得身体或精神感到痛苦时，不用急于分辨自己到底是正常还是异常，而是应该去想办法让自己觉得舒服一点才对。

### *坚称自己是抑郁状态，而不是抑郁症*

和那些总是说自己正常的人一样，坚持自己的状况是“也许我的确处在抑郁状态，但绝不是得了抑郁症”的人，也不在少数。这些人想说的其实是，自己并没有生病。

被说成是病态，不管是谁都会感到震惊吧？更何况是得了“精神病”呢!由于排斥被诊断为精神病，因此，那些受到抑郁症状困扰的人会想：“抑郁症这种病，会不会因为医生的主观判断不同，而有不同的诊断呢?”或“明明我就不是病，却被奇怪的精神科医生莫名奇妙地贴上精神病的标签，真是令人难以忍受。”这种对精神科或精神科医生感到不信赖的人也有很多。

如果你也有这种想法，希望你能了解，过度执著于区分“抑郁状态”或“抑郁症”，以及“正常”与“异常”，都是没有意义的。

如上所述，人因为面临困境时的压力积累所造成的严重情绪低落的抑郁状态，已被证实可以借助抑郁症药物获得改善。换句话说，身体状况如果能因药物而有所改善，其实就代表当时的抑郁状态已经是“病态”了！

如果一个人被诊断为抑郁症，但是还能如常上班或上学，就不一定要服用药物。

抑郁症指的是情况严重且长期持续的状态。至于情绪低落、缺乏活力等情况的“抑郁状态”，则通用于形容抑郁状态与抑郁症。

## *与其无谓地纠结，不如努力走出困境*

过度执著于去分辨自己究竟属于抑郁状态还是抑郁症，是一件没有意义的事；而只专注于消除抑郁症的症状，完全不想根本解决问题的心态，有时也会形成反作用。

我曾经遇到过一个案例：明明孩子已经处于重度抑郁症的状态，但是他的父亲仍然无法接受这个事实。

那位父亲坚持："我的孩子不是抑郁症。"我问他："不管他是不是抑郁症，你觉得他的症状，是不是已经算是抑郁状态了呢?"这位父亲听了我这样的问话后，回答说："我想是吧!"于是，我进一步询问他："现在比以前状况更严重了，你觉得他不需要吃药吗?"他回答："我想是应该要吃药。"不过仍然强调："这孩子不是抑郁症!"这位父亲终究难以接受自己的儿子得了抑郁症。

这种心情，身为医生的我并非无法理解。不过，耗费两三年的时间去争辩到底是不是得了抑郁症，导致延误治疗，不论对病人还是对家属，都是很大的损失。

之所以会出现这种问题，起因应该来自于英语中本来是以depression来形容严重的情绪低落，而我们在翻译时将这个英文词汇译成了"抑郁症"，致使人们对这个名词产生了"疾病"的印象。

为此，在精神医疗临床中，近来有人开始提倡不再用“抑郁状态”或“抑郁症”去形容严重的情绪低落，而多用disorder(疾患)，也就是“抑郁性疾患”来代表此类症状。这样一来，不论是抑郁状态还是抑郁症，在临床治疗中，都可以用治疗抑郁症的方案来处理。

对于抑郁症患者，如果能告诉他“说‘抑郁症’太严重，你应该算是‘抑郁性疾患’”，相信大多数人都能接受这种说法。

被称为真性抑郁症的生物学性抑郁症，大多是当事人遭遇人际关系的问题，导致压力过大，因而发病。所以，不论面对的是抑郁症还是抑郁状态，在本书后面的章节中所介绍的自助治疗、改善身处情境等应对方法，首要的目标就应该在于改善当前情境，放松患者的心情。

首先简单介绍一些有关改善身处情境的方法。例如暂时停职、减少加班等，都是减压的方法。如果夫妇之间的问题严重，可以考虑先暂时分居；如果是因为照顾孩子而导致太太压力过重，那么先生提早回家帮忙照顾小孩，也会改善情境；住院也是一种情境改善的措施。要全面改变身处的情境并不容易，因此说“改善情境”会比较恰当。

总的来说，不论是抑郁状态或抑郁症，克服的方法其实是相同的。因此，在区别到底是不是病态之前，我们首先要认清自己的状态，了解自己正处于“有困扰”、“生病了”的状况中。

## *承认自己生病了*

在精神医学界有一种特殊思维，那就是患者的承担。因为心理问题而烦恼的人，如果能承认自己是个病人，便会提高他重新振作起来的能力，治疗效果也会提高。这个道理也适用于抑郁症患者。

大多数经受抑郁情绪或抑郁症折磨的人，都有无法认同自己抑郁的问题。即使他们察觉到自己的抑郁与不安的心情并不寻常，也会安慰自己：“我只是因为工作或人际关系而太累了。”不承认自己已经陷入了抑郁状态。因此，他们会更加倍努力工作，也因此促使病情更加恶化。

对于这类病人，我会告诉他们：“你没办法去做想做的事，并不是因为你懒惰，而是因为你的心理传导物质无法正常运作。”换句话说，我希望他能接受自己是个“病人”的事实。

因此，如果你也有无法解除的痛苦，你必须首先承认，自己目前在某种程度上与“原先的自己”不同。这是走出抑郁的第一步。

在你能承认自己的问题之后，必须让家人或身边重要的人知道并了解你的状况。如果你已经是个成年人，当然最后帮助你从抑郁中走出来的是你自己，但这并不意味着你从一开始就要单打独斗。如果能得到身边人的谅解与帮助，对走出抑郁会有好处。

举例来说，如果你是一个上班族，在上班时身体畏寒发抖，觉得自己难受得无法工作了。这时你应该会跟老板说：“对不起!我好像感冒了，觉得很不舒服。”对不对?也就是说，你无法工作并不是因为偷懒，而是由于身体不适，所以需要得到老板的谅解，这是很自然的事。那么，正常情况下，老板应该会说：“那你早点回家休息吧!”或者“到医务室请医生看一下吧!”抑郁症也是病，也应该这样。

抑郁症患者即使做与从前同样的工作，也会比平时更容易感到疲倦，并且会因为注意力下降而频频出错。这并不是因为患者要偷懒，而是因为他 / 她脑部的状况不佳，导致工作能力下降，无法发挥出原有的工作效率。

当一个人得了抑郁症，就算他能觉察到自己“好像有点提不起精神”，也应该没有能力想出任何方法帮助自己振作。因此，即使你没有任何情绪低落的感觉，但却觉得“提不起劲来”，这就是抑郁症的征兆了。

有许多抑郁症患者，因为不满意自己提不起精神来，又无力改变，苦恼不已。对于这类患者，我总是告诉他们：“你并

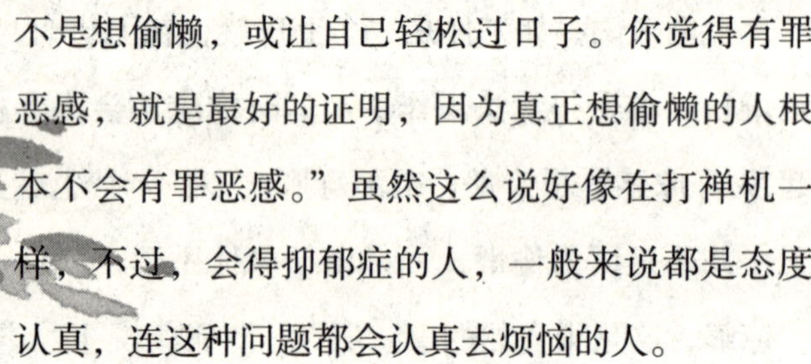

不是想偷懒，或让自己轻松过日子。你觉得有罪恶感，就是最好的证明，因为真正想偷懒的人根本不会有罪恶感。”虽然这么说好像在打禅机一样，不过，会得抑郁症的人，一般来说都是态度认真，连这种问题都会认真去烦恼的人。

### *让身边的人了解你的痛苦*

罹患抑郁症的人，在初见面时可能会让人觉得很健康，看起来一点也不像有病的人。不过，你的痛苦确实存在，如果你没让身边的人知道，这些痛苦会日益加深。可是，不把自己的状况努力地告知身边的人，不做任何解释地早退、旷职，只会使你在公司的形象逐渐受损。

作为医生，我很了解，要让别人知道自己有抑郁症，需要具备相当的勇气。一旦事情曝光，自己很可能因此被调降薪资，更糟的是，还可能会失去工作。就算没被解雇，也可能因此被贴上

“那家伙得了抑郁症”的标签……我非常能理解患者们心中的这种隐忧，但是，如果因此就逃避面对，任凭这种状态持续下去，情况可能会越来越严重。在没有人了解你的苦处的情况下，毫无理由地怠工，最后你还是极有可能落得被解雇的下场。

所以，当你觉得痛苦又无法独力应对时，为了自己，还是应该坦率地承认自己得了抑郁症才好。

这时，怎样做比较好呢?

如果你已经试过第一章所介绍的方法，仍然无法减轻症状，那么可以考虑借助医生的力量。例如，请医生开据诊断证明书，这会更有助于上司或身边的人了解你的状况。

也就是说，即使你说不清楚自己的状况，医生的诊断也有助于别人了解你的情况。或者，当医生建议你请假休养时，你的上司与医生便需要进行沟通，这样一来，上司对你的责难也会减少。

曾经有一位患者，在克服抑郁之后销假上班的第一天，主

管告诉他："回到工作岗位上之后，要发挥一百二十分的努力，好好工作哦!"听了这句话之后，他又像泄了气的皮球，不知道该怎么回答，来找我商量(很遗憾，这种主管不少)。我告诉他："你可以试着跟主管说，我的医生听了之后，睁大双眼不可思议地说：'主管是说真的吗?'也可以跟主管说，医生很惊讶地说：'现在还有这种公司吗?让刚走出抑郁阴影的员工逐渐增加工作量，逐渐适应复职，这不已经是一种常识了吗?'"听我这么一说，那位患者回答："如果是这种说法，我想我应该可以跟主管说得出口。"接着，他又重新鼓起勇气，回到工作岗位。这是我经常用来鼓励许多患者的方式。

当我接到患者主管的电话，如果患者同意，我也会直接告诉那些主管，如何与患者相处。这样做可以帮助主管，使他们更加了解当事人的身体状况与痛苦。

总之，不论是靠自己或借助医生的力量，最

重要的是，已经生病的你，要承认自己现在“跟平时的自己不同”，让身边的人了解你的痛苦。这对于克服抑郁极为有效。

## *抑郁的起因*

前文我们提到过，有许多精神科医生以诊断为重心，坚持要找出病因。这种做法会产生许多问题。这种情况在抑郁症患者或家属中间也常见。

“为什么会得抑郁症?”这个问题，其实在那些因抑郁而受苦的病人或家属心里，或多或少都已存在某些有偏见的定论。而这些偏见对于治疗抑郁症所产生的大多是负面的效果，因为抑郁症绝大多数是因为多种因素混杂交织而成的结果。

有些人会因为某个单一事件而感受到压力，有些人则不会；有些人容易感受到压力，有些人则否。这虽然与天生性格有关，但单一的性格因素并不会使人罹患抑郁症。除性格以外，情境因素也和一个人会不会得抑郁症有关。也就是说，当一个人的性格与所处的情境无法取得平衡时，便容易罹患抑郁症。

假设有个人常被人说——“那人很怪”，如果是这种很怪的性格使某种特殊才能被尽情发挥，这种人大多是我们所说的“天才”。反之，如果这种充满个人风格的个性无法被善加利用，便容易被身边的人孤立，极可能会陷入抑郁状态。这就是个人性格无法与所处情境配合而导致适应不良的情况。

说得更明白一点，当一个人“无法活出真实的自我”时，他 / 她便会感受到压力。当压力过大，所表现出来的外显症状就是抑郁。

举例来说，如果你原本是个有话就说、个性直爽、不容易积累压力的人，有一天却进入一个无法直言不讳的工作环境，此时，你就是处在一个无法以真实自我生存的情境中。在这种情况下，你会感到情绪紧张，但又无力改变现状、解决问题，长此以往，你的痛苦与不安便会持续增加，最后就可能导致你罹患抑郁症。

因此，即使是一个性格开朗的人，如果他 / 她身处的环境无法让他 / 她表达意见，或由于学校或公司的压力等，好几个社会适应性问题加在一起，使他 / 她无法适应现实生活时，就可能使人罹患抑郁症。

另一种情况，在同样情境下，如果一个人的想法变得极端消极、负面，也容易使人罹患抑郁症。例如，遭遇同一个事件，由于性格与应对方式的不同，有人会因此导致抑郁症发作，有人却不会。同样地，即使是同一个人，面对同样的事件，如果是发生在十年前，很可能会导致抑郁症发作，但十年后的今天，由于人生经历丰富，便能游刃有余地应对问题，不致罹患抑郁症了的也大有人在。所以，将抑郁症的治疗重点完全放在情境的改善，也不完全正确。

在许多人生的突发事件中，最容易引发抑郁症的就是配偶或心爱的人死亡。研究证实，原本身强体健的人，会因为失去一个对他 / 她而言极重要的人，而引发抑郁症。

由此可知，性格、情境、想法、人际关系等诸多因素，都是让人罹患抑郁症的可能因素。

### *追究某个原因并不能解决问题*

有许多罹患抑郁症的人，会把病因归结到自己无力改变的因素，不断自寻烦恼。

举例来说，有些人会有如下的想法：

“我会失败，是因为没有才能。”

“我不受女性欢迎，是因为脸长得丑。”

相信大家都不难理解这些想法。我想，读者之中应该也有许多人曾经历过不少诸如此类的状况。乍看之下，这种想法似乎并非在责难他人，看起来像是一种谦虚的表现。然而，经过进一步分析，这种想法背后所隐藏的思想，其实也可以解读为“自己已经没有需要努力的地方了”的自我断定。以一个比较严格的原则来剖析，我们也可以将这种思想称为“错误的过度自信”。

当一个人有这种想法时，大多数时候，他 / 她就不会再去想如何改变思想或人际关系、行为等问题。而当事人是否能认识到自己才是问题重心，正是影响他 / 她走出内心阴影的关键。

有些人会认为，抑郁倾向是遗传造成的。“精神病是一种遗传性疾病”的想法，曾经广为流传，即使是在现代，抑郁症孕妇中，也有人会担心：“生下来的孩子会不会也罹患抑郁症?”

从前，有学者主张，某类性格的人容易罹患抑郁症。不过，最近的研究显示，前文中所提到的情境因素与个人对事物的应对态度，对于一个人是否会得到抑郁症的影响极大。

双亲中有一方或双方罹患抑郁症，孩子也患上了抑郁症，这种案例的确让我们无法断言遗传与抑郁症无关。不过，就算如此，让人罹患抑郁症的原因，也可能并不只有单纯的遗传因素。双亲那些容易造成抑郁的想法、沟通能力不佳，导致无法顺利建构人际关系等行为特征，在不知不觉中影响了长期共处的子女的思想与行为的案例并不少见。

虽然如此，笔者还是衷心希望大家能放下责备双亲“都是因为你有抑郁症，才会让我也遗传到抑郁症”，或“我的抑郁症会不会遗传给孩子”的烦恼！要改变因长期与双亲共处、受他们影响而建立起来的习惯，并不容易，不过，如果能按照本书接下来所介绍的各种方法，积极改善那些极端负面的思想，以及和他人沟通的方式，相信要克服抑郁并非不可能。

## *从身体、心理、社会三方面着手克服抑郁*

综上所述，我们可以得出结论：个人因为性格、情境、想法与人际关系等各种因素相互作用，导致无法顺利适应现实生活时，便容易罹患抑郁症。因此，应对抑郁症，我们便应该着眼于每一个现实问题，一项一项解决，来减轻心理上的负担。

如果能有一种特效药，可以让自己从痛苦的情绪中走出来，让自己恢复活力，那该多好……这样的心情我很能理解，不过，单想靠特效药消除痛苦，而不想解决根本的问题，这种想法实在太过天真。乍看之下，一件一件地解决问题，好像在绕远路，然而，只有如此，才能真正消除内心的痛苦与不安，进而走出抑郁的阴影。

因此，最新的精神治疗临床理念是，针对抑郁症的治疗，不再只限于单一问题的解决，而是用一种多向性思考，从各种不同的观点探寻病因，希望能帮助患者尽快恢复健康。

具体来说，这种多向性思考的治疗模式，包括以下三种领域：

·Bio(生物学)：使用安眠药或抗抑郁药进行药物治疗或生理治疗。

·Psyco(心理学)：修正患者在思考上、行为上、人际关系上等不良倾向的精神治疗(心理咨询)。

·Socio(社会学)：帮助患者调整或解决职场与家庭等外部情境的问题。

这三种领域同时也是世界卫生组织针对精神疾病治疗所提倡的方针。

由于罹患抑郁症而无法上学或上班的人，其治疗的目标不仅是治好抑郁症，更是要帮助患者重新回到社会，适应社会生活。因此，治疗必须从生物学、心理学、社会学三方面，来彻底解决问题，提升患者的社会功能。这也是医疗的根本目的之一。

举例来说，如果造成抑郁的原因是身体疾病，就必须以内科为主来进行治疗。对轻度抑郁症的患者来说，由于运动与按摩已被证实具有疗效，也算是生物学领域的治疗方法之一。

生物学领域的抑郁症疗法的最后手段是药物治疗。不过，与药物治疗拥有同等疗效，甚至疗效可能更好的,还有心理学的治疗,也就是精神治疗(心理咨询)。在接下来的各章,我们会针对患者可以独自进行的精神治疗中的自助治疗,做更详尽的介绍。

第3章

# 修正扭曲的想法

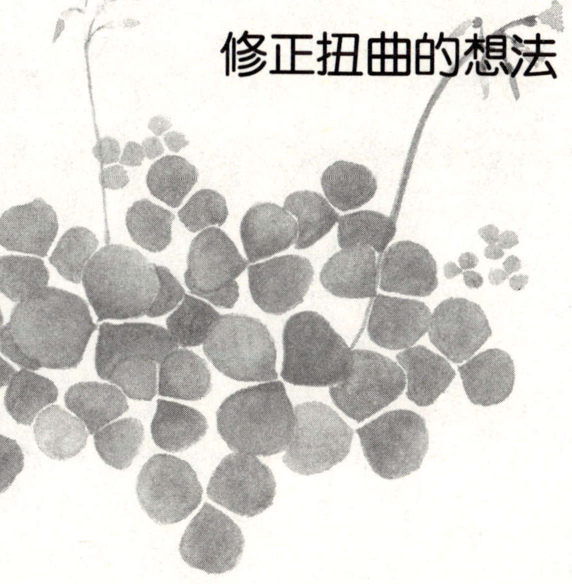

## 循证医学思考

如前所述，当我们的压力积累到一定程度而感到痛苦时，利用转换心情的方式减轻痛苦，是一种简单易行而且适当的心理治疗。

如果转换心情无法帮我们缓解压力，或许第一章所介绍的现代精神疗法可以帮助我们放松心情。

接下来，为了使各位读者更具体地了解现代精神疗法，我将针对目前在欧美盛行的精神疗法进行详细说明。

在欧美，除了自助治疗外，还有各种不同的心理咨询技术，其种类繁多，单是咨询技术便有将近四五百种。

在这种百家争鸣的情况下，近来有一种思考方式逐渐为人重视，即循证医学(Evidence Based Medicine，EBM)。循证医学思考的意思是：只要是医疗行为，就必须在它的疗效上具有实证基础，务求能对患者实施最具疗效的治疗方法。

即使到了科技进步的现代，医疗体系仍然持续过度依赖医生“自行加减药量”的判断能力，在医学研究的根据不足的情况下，医生也很容易依据个人的判断，对患者进行手术或药物治疗。

例如，针对癌症患者的治疗，有时需要动手术，有时则适合化学治疗，还有些则较适合使用药物，如抗癌药等来进行治疗。但在实际的临床治疗中，世界公认最有效的方法却不一定会被优先考虑使用，结果便导致发生许多原本以正确的方法治疗不致发生的后遗症，并且还会影响患者病愈后的存活几率。为了防止类似状况发生，日本国内也逐渐开始建立起“医疗人员应尽量分享资讯，以求为患者提供最佳治疗方式”的共识。从经济层面来考量，这种在治疗方法上的思想改进，在减低治疗费用方面，具有重大意义。

因此,我们应该以循证医学为目标,优先使用研究证实最具疗效的方法去治疗患者。虽然这听起来像是理所当然的事，却是直到最近才逐渐受到重视并实行的观念。

## 实践证明有确切疗效的现代精神疗法

精神科也有“心理疾病的治疗方法，并没有所谓放之四海而皆准的标准方法”的现象，而且，有关疾病的治疗方法，也和其他科室一样，几乎完全依靠医生与心理咨询师的衡量。然而在现代，对于医疗行为，病人已逐渐不再接受单靠医生的直觉或经验的做法了。

治疗精神疾病时，医生与心理咨询师的斟酌与经验，的确很重要，但“对大多数人有效的方法是什么”是我们必须多加思考的问题。对患者来说，如果感受不到治疗的效果，他们便容易产生“精神病是治不好的”的错误偏见。

在经历种种有关精神治疗的思考与反省之后，精神医学界发展出我称之为“现代精神疗法”的治疗。这种治疗法包括认知治疗(修正扭曲的想法)、行为治疗(修正扭曲的行为）与人际关系治疗(解决人际关系的问题）等三种疗法。

如前所述，现代精神疗法的重点在于解决让人产生痛苦的现实问题。希望通过解决问题来减轻患者的压力，治愈心理疾病。这种方法的疗效已在统计上获得证实，是欧美最受欢迎的治疗抑郁症的方法。

即使是精神医疗最先进的欧美，他们在过去也曾进行过许多耗时费钱的疗法。在美国也曾发生因为医生治疗抑郁症的效果不佳而被判治疗失当，必须负担法律责任的著名诉讼案件。

这个案件发生之后，精神科终于开始采用循证医学的方式为患者治疗，也终于能循着现代精神疗法的潮流向前迈进了。

不过，正如我们之前提过的，遗憾的是，目前日本国内能为病人进行现代精神疗法的医院并不多。虽然如此，倘若患者自己能多理解这种疗法的精髓，就算只是靠自己摸索，或多或少也能发挥一些治疗的效果。

本章将针对现代精神疗法中的认知治疗方法，向读者们做详细的说明。相信这些内容对那些为压力、焦虑或抑郁所苦的人会有所帮助。希望读者们能边阅读边回顾自己的思考方式与行为模式，如果符合书中所提到的方式或步骤，请思考有哪些是自己可以做到的部分，建议你就从那些地方开始尝试。

## **认知治疗**——*失败了也没关系*

人在什么时候才会开始走出精神上的痛苦与不安呢?

我想，应该是在个人内心产生勇气，努力向前迈进的时候。

也就是说，如果一个人能有勇气，那么，他/她内心的不安便可消除，或至少可以减轻。为抑郁症所苦的人也一样，如果在他们心中能产生积极的态度，便能从痛苦中解脱。

相信读者们看了这段话，心中也许会想："这是什么话!这不是理所应当的事吗?"无法做到这种理所应当的事，就是抑郁症患者的苦恼。无法产生勇气、无法有积极正面的态度等，都可以说是一种想法的扭曲。修正这些扭曲的思想，帮助人放松心情，就是认知治疗的主要概念。

如果能修正那些让自己感到痛苦的思想，就可以立即消除内心痛苦与不安的感受。举例来说，如果这样想：“干嘛对这件事(人)这么耿耿于怀，又不是什么了不起的事！”那么，烦恼便会立即消除。这就是当现实问题并没有改变，但因为人的想法与看法改变，心情便变得轻松的例证。而将心事说出来，以解除内心焦虑的方法，也是同样的心理运作模式。

当一个人处于抑郁状态，会因为思想有所扭曲，应对现实问题的方式也随之扭曲。例如：

“反正说了也不会改变什么。”

“做了也没用。”

我们应该想办法将这些扭曲的思想改变成：

“就算失败了也没什么关系。”

“不管三七二十一，先做看看再说!”

这样一来，处于抑郁中的人便会有力气去面对现实的问题。真正去做了之后，有时甚至会发现，问题并非如原先所想的那么困难。

那么，我们究竟应该怎样做，才能改变自己的扭曲思想呢?

## 真的是“干什么都不顺”吗?

当人感受到压力时，头脑中会自动产生扭曲的思想。前面提到的“反正说了也没用”、“做了也没用”等，就是其中的例子。

当你陷入抑郁时，是否很容易在心中出现“做什么都不顺利”、“再也没有比现在更糟的情况”的想法呢?如果真的是这样，那其实意味着，你对自己所面对的现实问题，了解得太过笼统。或者，你可能根本没有认真去面对过你的问题；也可能，你以其他问题取代了真正的问题。如果你让这种态度继续下去，只会使你的痛苦与不安不断增加。

为了避免这种心态，建议你区分清楚工作或人际关系中所发生的事以及那些让你感到痛苦的想法，理清让自己感到痛苦的想法，并把它们具体明确地罗列出来。这是非常重要的一个步骤。

举例来说，因为工作太忙而导致抑郁的案例很多。但是如果我们说哪个人罹患抑郁症是因为工作太忙的缘故，就太笼统了，因为其中必然存在更具体的原因。

例如，造成那个人抑郁的原因，可能是因为什么都要亲力亲为的性格，也可能是他 / 她无法跟老板顺利沟通。诸如此类的具体原因，如果能试着写在纸上，就会变得清楚明白。有时写着写着，会让当事人发现，造成压力的原因，可能竟是一个自己完全没有意识到的因素。

确认自己想法最有效的方法是，利用比较法

来审视现在感受到的痛苦与不安。

当人们感到痛苦时，很容易便陷入“再也没有比现在更糟了”的想法中。不过，当时的情况是否真是我们人生中最糟的状况，我们并不知道。

这时，我们不妨试着问问自己：“以前是不是有过这样的情况呢?”

接着，我们可以试着比较现在与当时的痛苦程度。试着将感受到的痛苦用数字来表示，这也是一种相当有效的方法。接下来，你也许会发现：

“现在和当时比起来，其实差得远了。”

“当时的痛苦如果有一百分的话，现在只有七十分而已，没问题啦!”

保持心情稳定，不随着痛苦的情绪起舞，便能冷静地去处理问题。

在我的执业生涯中，也曾遇到过一些不断更换医院的患者，当他们的治疗遇到瓶颈时，我也常感到不安和压力。那时，我的脑海中很容易就会浮现“我恐怕要治不好这个病人了”的想法。

不过，当我转念一想：“可是，以前我也曾治好过更难对付的病人啊”，就又有了力量，再多加把劲，尝试用其他的方法继续治疗患者。把眼前的困难与过去的困境相互比较，我们也许就会发现，现在所面临的并不是最糟的状况，就能清楚把握到造成痛苦的真正问题了。

## *抑郁症患者的五种思维模式*

当我们尝试了解自己的思维模式时，你是否发现其间有一些共通的特点呢?

当人们感到痛苦时，在脑海中会自动浮现的想法(自动性思维）大约可以分为下列五种模式。

大多数罹患抑郁症的人，都有立即陷入这些思维模式的不良思想倾向。因此，建议读者们也能通过阅读本书先确认自己是否也有这些倾向。

(1)笼统含糊的思考

大而化之地随意认定事情的本质，导致判断错误的思维模式。

[例]：“糟透了”、“完蛋了”。

[弊病]：以笼统含糊的想法一意孤行，忽略了解决问题的方法。

(2)主观任意地下判断

做出极端或毫无根据的结论的思维模式。

[例]：“绝对办不到的”、“真的很困扰”、“这个工作应该一个人就能完成”。

[弊病]：让人无法有灵活的想法，徒增许多痛苦。

(3)将所有事情概括化

将某一次的失败与挫折，视为往后一切都会如此的思维模式。

[例]："我总是失败"、"做什么都没有意义"。

[弊病]：将所有事物都想成是一样的，视野就会变得狭窄，可选择的问题解决方式因此变少。

(4)凭个人情感判断事物

以个人的好恶、善恶观念、适不适当等，来做决定的思考模式。

[例]："我讨厌A,所以A的想法一定是错的"。

[弊病]：情感与思想交相混杂，使人无法做出客观的判断。

(5)过度夸大失败

深信只要失败一次，便再也无法弥补的思维模式。

[例]："这个失败怎样也无法挽救了，我再也没有出头的机会了"。

[弊病]：让人一遇挫折便会立刻放弃努力，导致不断增加压力。

## 学习“自问自答”

当我们感到痛苦时，那些自然而然浮现在脑海中的想法，都有一个共同点——极端。

**抑郁症状出现前的心理转变**

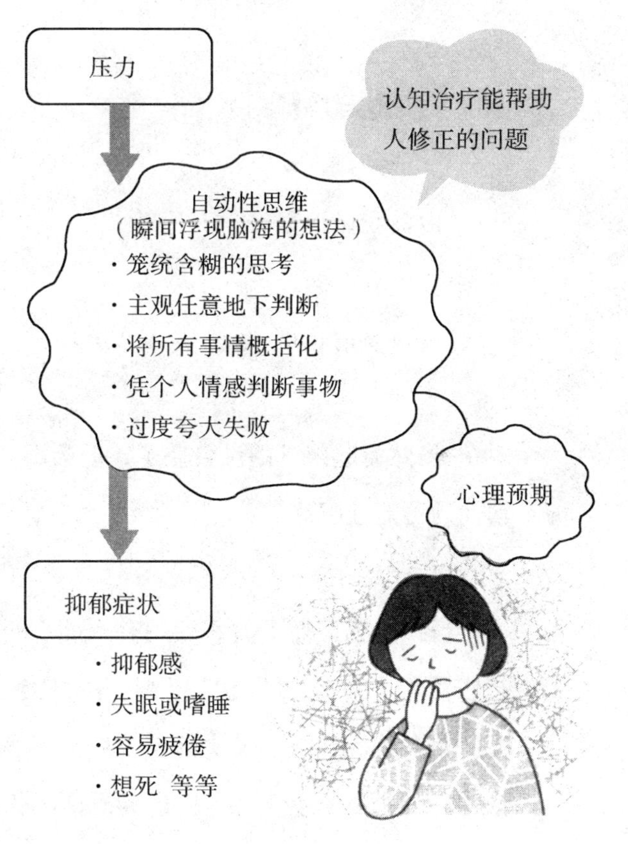

我们应该怎么做，才能改变这些几近极端的不健康的想法呢?最有效的方法是，训练自己“自问自答”的能力。

举例来说，你可以试着这样问自己：

“真是这样吗?”

“以前我做得很好，不是吗?”

“就算事情真是如此，那又怎样呢?”

“虽然看起来真的没希望了，但会不会还有其他的可能性呢?”

当我们感到痛苦时，如果有人能在身边这样安慰我们，一定可以让我们觉得心情轻松许多吧！外在状况并没有发生任何改变，但我们却能感觉心情放松，为什么呢?其实，这不仅因为我们的情绪得到了缓和，也因为自己的想法得到外界的理解，使自己也变得积极了。在心理学界，我们将这种现象称为认知转换。

这种通过与别人商量而得到安慰的过程，如果改为由自己单独进行，就是一种锻炼自己自问自答能力的练习。换句话说，这是一种帮助自己回想心情开朗时的状况，“自己给自己勇气”的方法。

让我们善用、多用这种方法，告诉自己——“我还不是那种要丢到垃圾桶的废物嘛!”试着帮助自己，努力奋斗，再站起来吧!

当你练习质问心中扭曲的想法时，可以遵循以下几点：

(1)审察自己的想法是否有真凭实据

“我觉得老板讨厌我，这种想法有没有事实或证据作为依据呢?”

“虽然我觉得因为这次工作上的疏忽，会让我难以升迁，但是否有其他的事实或证据可以证明，我这种想法并不正确?”

(2)即使真的有问题，也要从后果来考虑

“我这次的确失败了，但对于我今后的人生，这次的失败究竟占有多重要的地位呢?”

“就算现在真的糟透了，接下来还会因此而发生更糟的事吗?”

“虽然我觉得被人甩了真的活不下去，不过，‘天涯何处无芳草’?或许下一个人会更好?”

“如果我当时采取不同的行动，结果应该会有所不同吧?”

(3)寻找合理的替代想法

“对于眼前所发生的事，除了一开始便想‘完蛋了’、‘好痛苦’之外，是不是还可以有其他的想法呢?”

“虽然被他冷落了真不好受，不过他会不会是因为正在想别的事，所以没注意到我呢?”

## 用写日记的方式来面对现实

用写日记的方式，帮助自己澄清现实生活中所出现的问题。

当我们感到痛苦时，内心的想法与预测都容易偏向“应该是这样”、“绝对是这样不会错”的极端定论。此时，如果能将这些想法，用前文所述“自问自答”的方法一一检讨，或许你会发现自己的想法果然有所扭曲，因而能减轻心中的痛苦与不安。

检讨这些想法时，最有助益的做法就是写日记。

当你陷入痛苦时，可以在日记中记下：

·现在是哪种心情(是悲伤，或是悔恨)?

·这种心情是基于哪种(扭曲的)想法?

·这种想法有根据吗?

·是不是还可以有其他的想法(反向的事实)?

我在治疗患者时，常会要求他们写日记。由于很多人都喜欢写日记，所以这种要求大多能被接受。我会请患者像写功课一样地记日记，再用红笔批改。

你也可以试着写日记。如果你发现自己的日记里只记录“情况”与“感觉”，那么你或许该试着具体写出隐藏在“感觉”背后的想法。刚开始写日记时，也许只会记下“糟透了”、“混帐”等片片断断的感受，但当你能写出这些感受之后，接下来，你便可以进行下一个步骤——尝试写出让你产生这些感受的“事实根据”。

当我们心理状况健康时，这些过程通常会在脑中无意识地运作，而当我们的内心陷入痛苦的情绪中，这种心理上的空间便不复存在；因此这些帮助我们维持心理健康的心理过程便无法正常运作。此时，能帮助我们有意识地进行这种维持心理健康运作的方法，就是写日记。

也有人因为写日记会勾起许多不愉快的回忆而讨厌它。但是，我仍然希望大家能了解，当我们开始写日记，痛苦便会逐渐止息。写日记并不是要让人再度体验那些不愉快的人生经验，而是要帮助我们找出扭曲错误的想法，思考如何改善那些想法，让自己走出问题的阴影。如果我们能用这种态度写日记，便能面对现实生活中所发生的问题，以缓解心理上的痛苦。

## 把事情笼统化——不良思想倾向之一

如果将前文所说的五种扭曲思想进一步以实际的心理状况分析，我们还可以将那些想法细分为以下八种思考倾向。以下我将以临床治疗时给予患者的建议为例，详细说明我们如何利用自问自答的方式修正不良的思考倾向。

当我们的心情处于强烈的痛苦与不安之中时，只要一次的失败，便容易觉得“前途一片黑暗”。那时，浮现在脑海的往往是这样的想法：

“不管我做什么都不顺利。”

“我生来就注定不幸!”

换句话说，在那种时候，我们容易把所有事情一概而论，并在这种痛苦中烦恼不已。

相信大家或多或少都曾有过类似的想法。但如果过度去想“这次也完蛋了”时，便会让人深陷沮丧与消沉的情绪，无法适应现实生活。

在这种情况下，我们应该针对所发生的事件，尽可能地做更具体的思考。

举例来说，可以试着这样去想：

“‘不论做什么’的‘什么’，具体地说，到底是什么呢?”

“真的做什么都不顺吗?”

“说什么命运嘛……之前也有过很顺利的经

验呀！”

这样去想，或许就能帮助自己迅速找到失败的原因，及时反省与检讨，避免重蹈覆辙。然而，在大多数情况下，当事人在自己还来不及反省与改进之前，便已陷入毫无根据的悲观情绪中，这才是最大的问题所在。

在遇到挫折时，如果我们有能力质问自己：“这种想法会不会太过极端了？”那么，我们就比较有可能静下心来接受现实、去解决问题。

### ***明明没有真凭实据，却主观陷入最坏的想象***——*不良思想倾向之二*

当人在感到痛苦或不安时，大多会变得无法坦然地相信所听到或所看到的事。

这时，人们对于他人和外界事物的戒备心也会变得比平时更强烈。虽然人生在世对周围事物保持某种程度的戒备心是必须的，然而这种戒备心理一旦超过一定的限度，就会让人在没有任何根据的情况下过度诠释他人的言行，把所有的状况都想得很悲观，精神上的痛苦与情绪的沮丧也因而变本加厉。

以下是我常对患者们举的例子：

假设你在和朋友说话时，朋友打了个呵欠。

这时，如果你的身心状况健康而正常，或许你会很轻松地问：“你想睡吗?”“你看起来好像很累的样子”等等。

但如果此时你正处于抑郁状态，那你很可能会立刻往坏的方面想。例如：“是不是因为我的话很无聊，所以他才会打呵欠?”“他一定是不关心我的事吧!”等等。

当类似的想法更加强烈，你很可能会把它强化为对自己的人身攻击，会想：“我果然是个令人讨厌的人。”随之导致事情变得无法收拾。

一个小小的动作之所以会演变成这样的结果，与许多因素密切相关。例如，可能当事人对某些事原本就抱有复杂的心情，或那人在过去曾经历某些人际关系上的问题，也很可能他与生俱来的个性就容易受伤害等。不过，即使厘清了原因，也会因为原因不只一种，所以就算解决了造成问题的主因，也无法立刻帮助一个人修正过度猜疑的毛病。

所以，与其着眼于修正那些无法修正或很难改变的过往经验与性格，还不如将目光放在眼前的问题应该如何解决上，这种态度更重要。换句话说，即使因为过去的经验让自己变得戒备心过强，如果我们能告诉自己“过去的都过去了，想也没用”，从现在开始，改变自己的想法，那么问题应该可以解决。

至于具体实践方面，首先最重要的是确认自己所处的状况。

在前面所举的例子中，如果你很在意朋友在谈话中打呵欠，可以试着直接问他：“没睡好吗?”“最近很忙吗?”也就是说，要在自己开始胡思乱想前，先与对方充分沟通，确认对方的想法。在此，要请读者特别注意的是，问话时不要涉及自己预设的结论，如“我说的话有那么无聊吗?”等。

若你能直率地询问朋友，朋友一定会有所回应，他的回答可能是：“昨晚工作(读书))到天亮，睡眠不足”，或“最近不知道怎么了，睡眠不好”等。

而当你知道对方打呵欠是因为睡眠不足时，便可确定自己的不安果然是庸人自扰。而且，这个朋友虽然忙碌而且疲倦，但仍然愿意和你见面，就是他重视你的一种明证，你就更无须再多猜疑了。

万一你的朋友真的是因为你谈话的内容无趣，才打呵欠，你也可以因为做过了确认，而不会落入无根无据的揣测之中。也可以就此和朋友讨论自己应该如何改善，找出具体可行的方法加以改进。

如果你发现自己已经钻入那些最坏的想象中，那么，最重要的就是帮助自己检视这些想法到底有没有确切根据。如果能有自问自答的能力，就可以防止自己陷入庸人自扰的窘境。所以，只要我们平时能养成自问自答的习惯，必定可以防止自己因为一个人独自烦恼与过度疑心，而让痛苦日渐增加。

然而，当一个人精神上的痛苦与不安已经达到某种严重程度时，要他靠自己运用自问自答的方法来帮助自己走出困境，并不容易。这时，建议大家要及时向身边的人求助。

## “全有或全无”的极端思想——*不良思想倾向之三*

如同前文所说，当人感受到的痛苦程度增加时，会让人失去心理上的空间，导致想法过度执著。在这种情况下，当事人会变得无法接受事物的灰色地带，坚持不分出黑白绝不罢休。此时，人的想法会变得非常极端，用一种“全有或全无”的严格标准，来判断一切事物。

这种倾向的极致表现，就是产生“全有或全无”的极端想法：既然活着也只是痛苦而已，还不如死了比较轻松。抑郁症患者在选择自杀时，大多是被这种“全有或全无”的想法纠缠，不断钻牛角尖所致。

这听起来似乎有点极端，不过，当处于痛苦中时，几乎所有的人都会变成“完美主义者”。例如，当你的工作或学业无法按照预期顺利进行时，你是否会想：“如果不能做到尽善尽美，就跟失败没两样”，并因此使自己失去了继续奋斗的勇气?这种要求完美的想法，会影响到所有小的细节，当事人可能会因为一些小事一会儿忧，一会儿喜，平添许多心理压力。

要走出这种痛苦，最重要的方法仍是“提出反面论证来说服自己”。例如，可以试着问自己：

“世上真有完美的事物吗?”

“所有的事真的都能分出是非黑白吗?”

“我是不是可以用圆融一点的态度去下判断呢?”

换句话说，我们要利用自问自答的方法来提醒自己——判断事物除了黑与白、对与错之外，还存在着“灰色地带”。

当我们缺乏心理空间时，要进行这种自问自答的过程，怕是不大容易。不过，请读者们千万不要向痛苦的感觉投降，要鼓起勇气，确认自己该有的想法与该做的事。此时，最有帮助的做法是，找一个安静的地方，独自口述或笔述出自问自答的问题与答案。或许这样做让你觉得很麻烦，但只要你能认真实践，必能重新找回心理上的空间，也能再度以客观的角度来看待事物。

此外，如果你是一个容易以“全有或全无”的方式思考的人，或许就是因为你是一个太过心急找出结论的人。真是这样的话，衷心建议你给自己更多的时间，去沉淀心中的想法，逐步思考事物的应对方式。

例如，你可以这样想：

“虽然现在距离理想还很遥远，不过我的确很踏实地在向目标迈进。不要慌也不要忙，把要做的事一项一项完成，让完成度从 70%、80% 慢慢向上攀升就好。”

如果你能有这种想法，最终一定可以找到解决问题的方法，也因此能减轻许多痛苦。

### 对事物评价过高或过低——不良思想倾向之四

当一个人情绪消极时，会比较容易感到悲观，也容易对事物抱持偏见。相信我们每个人无论平时如何坚强，都难免会遇到这种情况吧！

我们也可以将这种情形解释为一种个人无法掌握现实状况而产生的思想偏差。

在这种情况下所产生的扭曲思想，主要表现为过度看轻自己的成功与过度夸张他人的成功或幸福。这是由于心理被蒙上扭曲的镜片，使人将事物过度看轻或夸大，形成误判。

将事物评价过低的想法容易发生在完美主义者身上。这种人明明在工作或学业上表现优异，但却总是觉得自己还不行，缺乏自信。

这种心理的另一方面是这种人对他人的成就也无法以平和的态度接受，总是过度夸大他人的成就。不只如此，还可能产生“我也很努力呀，为什么只有那家伙可以那么顺利呢!”等怨恨嫉妒的心情，徒增内心的痛苦。

此外，看轻自己的优点、夸大自己的缺点或弱点，也是心理镜片扭曲所造成的结果。

大多时候，心理上的痛苦是由于我们随情绪摆荡、无法看清问题真相所致。然而，扭曲的心理镜片也会妨碍我们看清现实问题的真相。

要解决这种问题的首要关键是：专心正视自己的问题。真诚地为自己的成功感到高兴，将成功所获得的自信应用到下一次挑战中；对于他人的成功，即使自己难以仿效，也应该真心认同，并反省自己有哪里可以改善，力求改进。当我们能做到坦率直视问题时，最重要的后续步骤便是思考自己的下一步。以前文所举为例，或许我们可以试着这么想："能做好这项工作应该是自己能力不错，下次遇到更大的工作，或许我也能做得好?"

在此，笔者要提醒读者们注意时机的问题。要一个人去反省自己的缺点、承认他人的成功，本来就是一件让人觉得痛苦的事。这种事如果在情绪低落、心情痛苦时进行，只会让人更加抑郁、沮丧。因此，建议读者们，如果要进行这种修正，最好挑选自己诸事顺遂、广受好评，心理上有余裕时来进行，那才是修正这种不良思想倾向的良机。

### *过于自责——不良思想倾向之五*

有些人会对一次的失败过于在意，并将原因

都归咎于自己。这种倾向也许与天生的性格有关，但容易罹患抑郁症的人这种倾向往往更加强烈。

坦率承认失败的态度的确很重要，但认为“自己有错才会导致失败”的反省态度，更值得赞赏。

然而一旦超过一定的限度，这种“谦虚”的态度，便会造成许多不必要的心理负担，导致心理疾病的发生，这便成为一个需要解决的问题了。

举例来说，在关键时刻由于你的失误，导致输了比赛。此时，你一定会自责——“如果我没有犯下那个失误就好了”，对不对？

又或者，当你所参与的大型任务无法顺利进行时，你可能会不断地想：“如果我当时没这么做，或许就会很顺利呢……”

确实，在第一个例子中，如果你没有犯下失误，比赛或许会赢；在第二个例子中，你的想法也确实可能影响工作的进行。但当事情不顺利时，将一切的责任归咎于自己，这种想法毕竟太过极端。因此，当发生这种情形时，请你试着问自己：

“一件事情的失败，会是只归因于一个人的责任吗?”

“我的确有失误，但是不是还有其他导致失败的原因呢?”

这样做可以调整自己在想法上的偏颇，心情也能因此变得轻松。

如果我们换个角度，从团体的立场来看，一个团体中，如果有某个人将自己的责任看得过重，便显示出这个团体的危机处理速度太慢。将失败或意外的责任都归咎于某一个人，以一种断尾求生的方式来处理危机，迟早会让历史重演。

近年来成为焦点话题的医疗过失类事件，就是最好的例子。即使医疗过失是因为一个人的疏失而造成，疏失者任职的医疗机构也是责无旁贷。换言之，日后在讨论危机管理时，也应包括团体结构问题的检讨。

当然，我们也不能因此便一味地推卸责任。当事情发生时，不要只将所有责任一肩扛起，也要去注意机构与人际关系之间的问题，才是最理想的态度。唯有如此，才能避免同样的错误重复发生，也才能避免自己陷入不必要的严重情绪低落之中。

## *立即与心中的阴影关联——不良思想倾向之六*

当事情不顺利或希望落空时，如果我们的心情处于正常状态，心中所想的应该是："为什么会行不通呢?"并会试着去找出原因。

当我们心情烦闷、陷入抑郁的状态时，便只会去想为自己找个简单借口，解释一切的不顺利。这些借口大多是自己无法改变的事实或情结。

举例来说，我们常听到一些男性朋友说："我的工作不顺利，是因为我读的是三流大学"或男性或女性朋友常挂在嘴边的“我不受异性欢迎，是因为我太胖了”等说辞。

承认自己的弱点或缺点，思考如何改善，是帮助一个人成长不可或缺的条件。但如果有人将自己的弱点或缺点都当作是失败的原因，完全不去思考解决的方法，就未免过度偏激、过度极端了。

当一个人太过关注自己心里的阴影，其思考便容易僵化、视野狭小，导致自己四处碰壁。对这样的人来说，失败永远是失败，不顺利永远是不顺利。

如果你意识到自己是个很快以自己缺点或心结作为失败借口的人，应该怎么办?归根结底，最重要的做法仍是正视眼前的事实。

你可以试着这样问自己：

“工作不顺利，真的是因为学历的关系吗?会不会我的想法与做事的方法也有问题呢?”

“不受异性欢迎的原因，纯粹只是因为太胖吗?是不是还有其他我该改进的地方呢?”

我们应该这样追根究底地检讨除了自己的心结之外的其他导致事情不顺利的原因。当我们这么做时，或许会发现，原来导致自己失败的原因并不只此，或许还包括说话尖酸刻薄、不体贴、不会说话等，这时我们的心情可能会变得更差。但我们也会因为这样的尝试，当遇到挫折时，就不会立刻去找那些自己无法轻易改变的理由来搪塞，而开始面对现实，认真找出解决问题的方法，以改善现状。

换句话说，当我们能鼓起勇气检讨事实时，就不会止步于烦恼或忽视问题，而能真正具体地掌握问题、解决问题。

当你发现，问题起因于自己的沟通方式或人际关系不佳时，不要一个人陷入烦恼，最好找一个值得信赖的朋友商量，让他来帮助你解决问题。

## *执著于毫无根据的理想——不良思想倾向之七*

当我们觉得痛苦、情绪低落时，会表现的特征之一是会对事物产生莫名的强烈坚持。

例如，对目标或理想过度坚持，无法接受“差不多”、“不管三七二十一”等做法，一切都要求达到百分之百的理想，就是这种心理。抱有理想与目标是好事，但有时我们会不知不觉地被毫无根据的高标准理想所束缚、过度钻牛角尖，让自己越来越痛苦。

尤其是那些正义感强烈的优等生类型的人，这种倾向更为明显。

“我的人生不应该这样。”

“我本不是该在这里做这种工作的人。”

会说这种傻话的人不少。不过，如果执著于追求这种证据薄弱的理想，那么人生的选择就会变得狭隘，容易导致精神上的痛苦。

让我们大家一起来想想看：

我们常听到有些运动选手说，成为运动选手一直是他们的梦想，有一天梦想真的实现了，可是，成为大众瞩目的焦点之后的生活方式，却与他想过的生活不同。为此，他们感到非常苦恼。

换句话说，喜欢与合适并不一定会完全相符。在我的周围，也有朋友拼命读书，终于当上外科医生，但却因为缺乏手术天分，只能忍痛含泪转到别的专科任职。虽然刚转科时非常痛苦，但是后来，他却告诉我，事后回想起来，如果当初坚持留在外科，或许会因为自己缺乏天分而导致医疗过失，所以，不当外科医生对他来说也许是件好事。

因此，当你脑中浮现“应该”、“一定要……才行”等极端理想主义的想法，而感到苦恼时，不妨试着这样想：

“年轻不懂事时所做的淡淡的梦(理想)，就算真的实现了，我会真的感到幸福吗?”

“就算事情照着自己所想的进行，也不见得能发挥真正的自我吧?”

如果你能这样想，或许心里就会觉得比较轻松了。

当心情比较放松后，你可以接着问自己：

“虽然没能实现当初的理想，不过，是不是有其他方法，可以让自己感到幸福呢?”

然后，试着找出与当初理想不同的想法与方法。

虽然怀抱崇高的理想可以给人极大的信心和勇气，不过如果理想崇高到遥不可及时，就只会变成一种压力了。因此，当我们在精神上感到痛苦时，要记得提醒自己学着放手与妥协。有时，承认自己的软弱与任性，也是帮助自己不再钻牛角尖的必需要件。

此外，当你因为追逐理想而感到痛苦时，如果能适时地问自己：

“会不会超过自己的能力?”

“不要着急，一个目标一个目标循序渐进就好。”

一定会有助于放松心情。

## ***悲观地预测未来***——*不良思想倾向之八*

当一个人感到痛苦与不安时，很容易陷入负性思维。

“反正怎样做都不顺利”、“下次一定也不行啦”——相信大家都曾有过这种想法吧。

那些把一切都归咎于自己学历低的人，在遭遇痛苦与不安时，大多会立刻想：“我(因为学历低）永远不会有出头之日。”

像这样悲观地预测未来，会让人在不知不觉中限制自己的行为，让自己不再为目标而努力。这样一来，最后的失败当然可以预期。而当失败真的来了，他们又会想："看吧！真的失败了！"随之更加坚信原本的负面预测，日渐消沉，形成一种恶性循环，导致错失解决问题的机会与方法。

这种想法之所以会成为问题，是因为它会让人不再自主自发地去采取行动。我们以前面有关学历的想法为例，当一个人有这种想法时，即使自己在工作上本来是知识丰富、经验老到，也会因为竞争对手是一流大学的毕业生，就自暴自弃地认为"我绝对没有机会"而放弃了一切努力。但我们再思考一下，如果我们什么也不做，周围的人又怎能对我们做出任何评价呢?所以，抱持这种想法的人，会让自己失去发展的可能性。

这种负面退缩的想法与预测，最后也可能会

给自己的人生带来坏的影响。

“反正我也不是什么了不起的人物。”

“算了，做什么都没用!”

放弃一切的心情与态度，会影响到人生的各个层面。

但如何才能防止这种恶性循环呢?

最重要的，仍是强化自己“要去试一试”的观念。这种道理看似理所当然，却是知易行难。

在尚未采取行动之时就先放弃，或在还没尽全力之前就败下阵来的人，大多对自己抱有过高的期望。正因为对自己的期望过高，所以容易东想西想，最后发展成还没开始行动就先预言自己的失败。

对自己抱有期望并不是一件坏事。因此，可以试着让自己换个方向，试着不去期望结果，而去期待“朝着目标迈进的自己”。将努力迈向目标当作是一种成功，试着去想象进行的步骤、预想未来的成功，也未尝不是一件好事。

如果你能这样做，相信你就能有勇气将想法付诸行动。如果一切都能顺利进行，不仅能使你建立自信，而且即使失败了，相信这些经验也会使你在别的事情上得到自信。

总而言之，与其东想西想地自寻烦恼，还不如先做再说。这才是比较健康的做法。

### *试着填写“扭曲想法修正表”*

修正让人产生痛苦与不安的扭曲思想，最有效的工具就是“扭曲想法修正表”。

这份修正表能帮助人，使之将自己在面临某个事件或状况时不断浮现在脑海中、导致痛苦的扭曲思想加以整理，并写出来，成为理性思考的基础，以减轻心中的痛苦与不安。

接下来说明修正表的具体使用方法。

举例来说，假设你现在的状况是读了这本书，心情却仍无法感到开朗轻松的状况。

这时，你的感觉是：①焦躁易怒(90%)；②生气愤怒(80%)。

接着所产生的自动性思考指的是瞬间自然而然浮现于脑海中的想法。本章所讲的扭曲思想与不良思想倾向都属此类。

此时会出现的自动性思考包括：①又行不通了；②这点小小的修正，根本不可能让我觉得轻松(有这种想法的人非常多)。

一个人会有这些想法，主要的根据是：①虽然到目前为上接受过许多建议，但仍然无法变得积极乐观；②勉强自己努力过了，但结果还是不行。

针对这些根据，我们可以提出的反证是：①虽然如此，但这是一种很多人都说有效的方法，或许是因为之前哪里做得不够，所以才会没效果；②其实我也没有认真实践过，如果这样就说这个方法没效果，也太武断了。

反问之后所产生的适应现实环境的想法(适应性思考)是：①到目前为止，自己并没有真正去实践，但却投入过多的期待，所以即使真的没用，也应该试试那些广受好评的方法；②不管是不是所有方法都有效，只要其中一个能对我有帮助就够了。

当你能这么想的时候，心理便会产生变化。①焦躁易怒的程度可以从 90%降到 70%；②或许无法把生气愤怒的感觉降到零，但是应该可以从 80%降到 60%。

如果能如上述，利用扭曲想法修正表，稍微减轻内心的愤怒、怀疑、不信任感，便能使人在行为上有所改变。如果以前文所举为例，相信读者应该多多少少会燃起试试看的希望吧?即使只接受一种方法，真正试着去实践与看过就算了、把书放回书架，这两者的结果是截然不同的。

**扭曲想法修正表**

| 状况 | 读了这本书之后,心情还是无法感到轻松 |
|---|---|
| 感觉 | 1. 焦躁易怒(90%)<br>2. 生气愤怒(80%) |
| 自动性思考(瞬间浮现在脑海中的想法) | 1. 又行不通了<br>2. 这点小小的修正,根本不可能让我觉得轻松 |
| 根据 | 1. 虽然到目前为止,接受过很多建议,但仍然无法变得积极乐观<br>2. 勉强自己努力过了,结果还是不行 |
| 反证 | 1. 虽然如此,这是一种很多人都说有效的方法,或许是因为之前哪里做得不够,所以才会没效果<br>2. 其实我也没有认真实践过,如果就这样说这个方法没效果,也太武断了 |
| 适应性思考(为适应现实环境所产生的想法) | 1. 到目前为止,自己并没真正实践,但却投入过多的期待,所以即使真的没用,也应该试试那些广受好评的方法<br>2. 不管是不是所有的方法都有效,只要其中一个对我有帮助就够了 |
| 心理变化 | 1. 焦躁易怒(70%)<br>2. 生气愤怒(60%) |

当你因为自然浮现于脑海中的扭曲思想而感到痛苦或不安时，希望你也能利用这份扭曲思想修正表的项目，试着具体填写。填写这份修正表的最终目的虽然是要达到改变行为的结果，但就算一时之间达不到效果，只要我们能因此认识到，痛苦心情中的10%～20%是由于自己的任性而将事情扩大的结果，你的心情也会轻松一些的。

## 扭曲思想的根基——心理预设

如前所述，当痛苦与不安增加时，修正自动浮现于脑海中的扭曲思想，并面对现实，可以帮助我们放松心情。

这种做法虽然有效，但却像打地鼠一样，总是在感到痛苦时才去应对，难免让人身心俱疲。

事实上，之所以人们会有那些反复发生、让

人感到痛苦的想法，究其根本乃是因为其内心深处存在着某种心理预设。这里所谓的心理预设是指平时我们不会意识到，但经过一番深思却发现那是自己一直以来所惯用的价值观，也即是深植于个人内心深处的偏见。

这种心理预设的代表性想法有以下两种：

一种是与个人能力有关的心理预设。这种人认为，一个人的价值取决于他的工作能力。抱有这种想法的人，大多是男性。这种类型的人一旦感到痛苦，便会立刻说出类似“我无能，我是个失败的人”等话来。

另一种是与感情有关的心理预设。例如“我是个不被人爱的人”、“我不想被人讨厌”等。存有这种预设偏见者大多是女性。这种情形下会出现的自动性思考，往往会是——“大家都讨厌我”。

要克服诸如此类的心理预设，与处理扭曲思想的方法相同，利用自问自答的方式，并提出问题反问自己，会非常有效。

例如，你可以试着问自己：

“能力确实很重要，不过一个人的价值应该不止于此吧？”

“被人喜欢确实很重要，不过如果在意周围人的眼光到迷失自己的程度，这样的自己应该也有问题吧？”

这些心理预设是根植于内心深处的想法，因此很难在短时间内有所改变。如果勉强自己改变，很可能因此开始厌恶无法改变的自己，徒然增加许多痛苦。

既然我们已经知道这种心理预设的存在，平时便可时常提醒自己“人的价值不只靠能力评判”、“不论别人喜不喜欢自己，最重要的是自己看重自己”，注意保持内心思想的平衡。只要平时也能这样练习，相信在我们遇到挫折时，那些自动浮现于脑海中的扭曲思想也会日渐减少。

只要能持之以恒地运用这些技巧，最后必能超越原先所设定的、克服痛苦与不安的初期目标，进一步达到“放松自我、活出自我”的境界。

## *在心情变得积极之后*

到目前为止，我们介绍了认知治疗中能够修正那些容易使人感到痛苦与不安的扭曲思想的方法。通过不断的练习，一定能有效地帮助人提升抗压能力，并能减轻痛苦和不安。

很多时候，有些人就算修正扭曲的想法，心情也变得积极正面，但痛苦却仍然无法减轻，这是因为，造成痛苦的现实问题仍然存在。

只顾着让心情变得积极亢奋，不再消沉，也有其危险性。情绪高亢的状态，如躁郁症状态或因为药物或酒精作用而使心情处于高亢兴奋状态时，不论当事人觉得如何幸福，周围的人觉得他如何开朗，显然，这和真正的“积极正面的心情”是截然不同的。

所谓“正向思考”的迷思也是如此。如果一个人只认定了“人要正向思考”，因而觉得“无法正向思考的自己是个没用的人”，反而会将自己逼到绝境。

换句话说，为了让已经舒缓了的痛苦、不安的情绪不再反弹，也为了让自己真正成为一个积极向上的人，我们必须彻底面对并解决那些以前所逃避的、导致当事人变得消极负面的现实问题。本章所介绍的以认知治疗为基础的自助治疗，是一种帮助人修正扭曲思想、正视现实问题的方法，接下来要介绍的解决问题的方法，才是真正能帮助人克服痛苦与不安的更重要的方法。

此外，不论一个人的思想如何积极，当挫折与失败不断发生，也会感到气馁。为了避免这种情形发生，知道并学会如何采取行动解决问题，极为重要。很多原本认为“不可能”、“没意义”的事，在不断尝试的经验积累中，也会成为“可能”、“有意义”的。我们所说的“没有成功的经验，就没有说服力”就是这个意思。

接下来，让我们一起来了解，如何采取具体的行动，克服痛苦与不安的困扰吧！

第 4 章

# 修正消极的行为

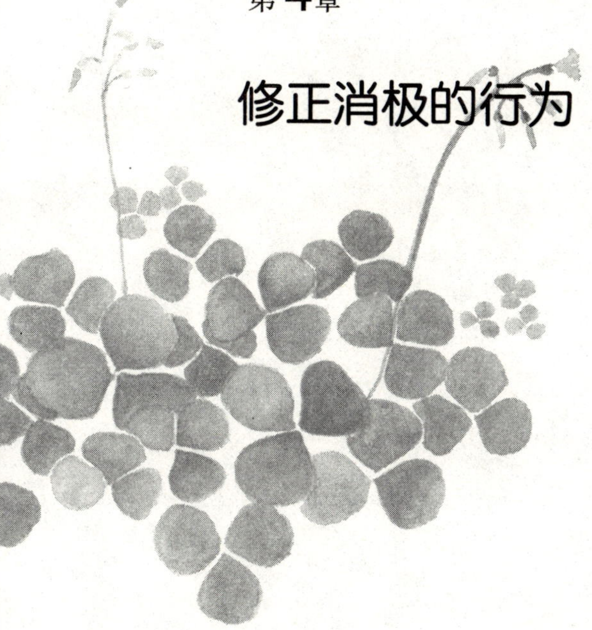

## *行为治疗的主要概念是自信与成功经验*

我们精神上的痛苦与不安会在哪些时候逐渐增强呢?

其中之一，应该是我们接二连三地遭遇失败、丧失自信的时候吧!

在精神治疗的领域中，有一个很著名的老鼠溺水实验。当水槽中的老鼠感到，不论它如何努力游泳，都无法浮出水面时，便会因为觉得“不行了”而放弃，不再划水。刚开始时，老鼠的脑部会发出求救讯号，让老鼠拼命努力浮出水面，但是当失败的状态长期持续之后，大脑最后便会发出“停止努力”的指令。

人类也会出现类似的情况。当一切的努力都无效时，就再也提不起劲去努力了。接着，人就会逐渐感受到痛苦，渐渐地，无力感也会逐渐增加，最后脑中便会出现“我只能去死了”的想法。陷入抑郁的人之所以走到绝境，就是由于大脑里这种思想上的恶性循环所致。

那么，怎样做才能帮助人们走出这种困境呢?秘诀在于，要让人体验到成功的滋味，哪怕是如何微不足道的成功也好。重复建立“我也能办得到”的自信是最重要的。事实上，研究已经证实，这种自信心的培养对于改善抑郁症的症状非常有效。

如果只是盲目地努力完成一个有缺陷的计划，失败是必然的。特别是当一个人在失去自信的状态中，如果想获得成功，就更需要缜密的计划与思考。思考如何行动才能成功，并在必要时进行修正，进而身体力行，以缓和人的不安与痛苦的精神治疗法，就是接下来要介绍给各位读者的“行为治疗”。

这种治疗法不只是对抑郁症，对其他精神心理疾患如焦虑性、恐慌性、社会焦虑性等疾患(包括对人恐惧症、过度紧张、社交恐惧等)，伴随强烈焦虑症状的心理疾病等，也极为有效。此外，行为治疗与认知治疗的关系极为密切，有些专业治疗师会将两种派别结合为一，称为“认知行为治疗”，认为它对抑郁症具有治疗效果。

## 分析烦恼与压力的源头

依据行为治疗理论进行自助治疗时，个人必须先具备分析自己失败原因的能力，还必须有强烈的意愿，想要系统地去解决自己的问题。

当一个人心理状态正常时，大部分的人都能轻松地进行这种自我分析。但是，当接连遭遇失败、意志消沉时，便可能会忘了自己可以找人商量，或可以从做得到的简单事项开始，一步一步循序渐进等做法。为了防止失败继续发生，最重要的是让自己回到“建立假设→实行→判断结果”的解决问题基本原则上。

对于造成这些烦恼与压力的源头，我希望你不要只是含混模糊地接受一切，而应该认真用心分析：自己到底是受到哪种(不良)刺激，以及面对这些刺激时，自己所表现出来的(不良)

反应，又是什么？

例如，你很讨厌总是唠唠叨叨的 A 小姐，但 A 小姐的职位比你高，不论她说什么，你都没有机会回嘴，这种不良的人际关系，让你感到很痛苦。

这时，对你来说，A 小姐所说的话，就是一种刺激。也许她所说的恶言真的成为现实，也许你会因为她的言语深受伤害，回家躲在棉被里痛哭一场，这就是所谓反应。

当发生这种情况时，首先，我们可以想办法避免让 A 小姐有说出那种话的机会，尽量减少刺激的发生。例如，努力减少自己犯错的机会等。

而最能减轻痛苦反应的做法，应该就是能够当场反驳 A 小姐所说的话了。不过这并不容易做到，在这种情况下，找一个和你同病相怜的人诉苦或商量，也是减轻痛苦的方法之一。

那么，我们到底应该采取哪些行动，才能重拾自信、克服痛苦与不安呢?接下来，就让我们一起来了解一些具体可行的技巧。

上一章我们谈到，抑郁、焦虑的人，容易陷入思想上的坏习惯，并且提出修正方法与建议。在本章中，我们要将探讨主题放在行为上的坏习惯，请各位读者一边阅读，一边检视自己的行为是不是也有这些倾向。如果有必要，便可进行修正。

## *先把握自己可以掌控的*

当一个人心情焦躁时，便容易妄想一蹴而就地扭转困境，结果不但无法实现目标，反而使自己更进一步走入绝境。这种倾向充斥在人们处世的各方面，包括感情、工作、学业、赌博等。要解决这些问题，最重要的是，要将焦点放在自己可以做到的事情上——这个道理似乎人人都懂——然后再逐步设定阶段性目标，脚踏实地去实行(在精神治疗的专业术语中，我们称这种技巧为“阶段性的目标设定”)。

有关这个概念，最容易让人理解的例子，应该是跳箱运动吧！

第一次跳跳箱的人，绝不可能一次就跳得过六层或七层跳箱。但如果从一层、两层慢慢开始练习，渐渐习惯之后，当他能跳过四层时，不但已经学到跳跳箱的技巧与秘诀，同时也得到了跳跳箱的自信。接着，或许就能直接成功地跳过七层跳箱了。

有不少为抑郁所苦的人，会轻视这种基础的做法。不过，让自己真的可以做到看似理所当然、一定做得到的事，其实并不那么容易。

这和外科医生手术技巧的道理相同。举例来说，即使一个人当上外科医生，也不可能马上就会为病人开刀。必须战战兢兢地，先从抽血开始练习，逐渐熟练了之后，才能逐渐建立自信，最后才能站上手术台，处理那种一失败便可能让病人的肺部开个大洞的手术。像这样循序渐进地学习技巧并获得自信之后，自己的能力可以掌控的范围也会逐渐增大，最终能够完成一般人无法想象的困难手术。

**从可以做到的地方开始设定阶段性目标**

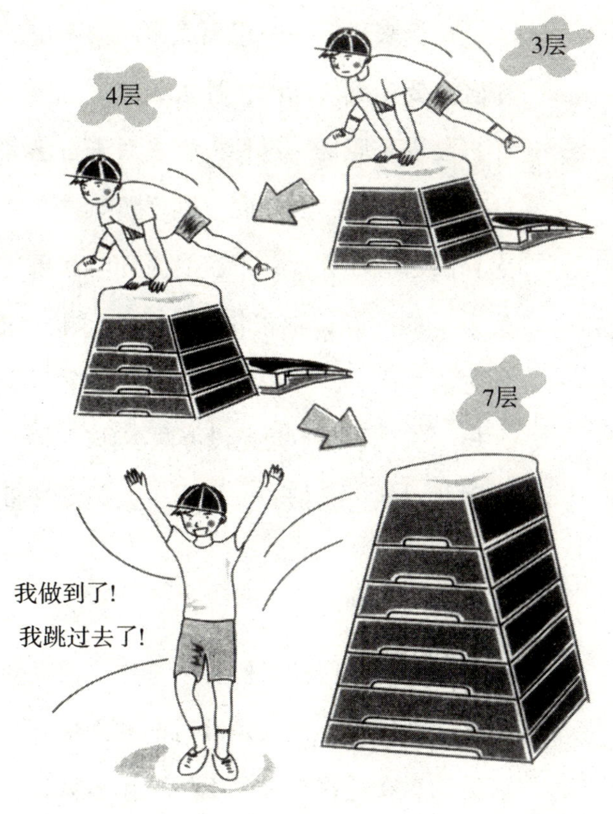

将目标分成几个阶段的好处是：由于实际的成效是慢慢积累起来的，因此，即使一时失败也不致让人完全失去自信。

举例来说，一个想要克服闭门不出的困难的年轻人要走到外面的世界去，有时他会一下子就让自己进入职场。这种人大多对于自己无法工作怀有自卑的心结。然而就这样贸然进入职场，要求自己适应社会，并不容易。此时如果遇到人际关系上的问题，他很快便会产生“我果然不行”的想法，而失去自信。这样一来，父母亲也不禁会想“这孩子是不是还没办法工作?”周围的人也会因此对他失去信心。有不少人因此又重新将自己关在家里，不再出来。

其实，在这种时候善用工作坊或社会福利中的日间救护中心作为过渡时期的去处，是相当有帮助的。在这些地方，不但工作容易，也可获得一些报酬，还能与他人交流、积累与他人沟通的经验，不但帮助当事人建立自信，还可以提升其社会适应能力。积累了一些经验后，即使真正进入社会就职，遇到失败也能提醒自己："在工作坊或日间照护中心时，我不是可以做得到吗?"于是又能尽快从失败中再站起来。周围的人也会因为看到当事人一点一滴的努力，不会一下子就因为当事人一时的失败，而对他完全失去信心。

### *确立长期目标和短期目标*

当抑郁症状严重时，精神与体力都会下降，严重时只能卧床度日。对于这样的人来说，一下子要他回到公司或学校上班上课，未免不切实际。

因此，应该先找出可以做得到的事，一点一点地逐步实行，以这种步骤来帮助自己重新振作。例如，如果你现在只有洗脸的力气，那就从每天洗脸开始，反复练习。只要能持续进行，脑部的缺氧状态便能改善，也能渐渐做到其他各种事。或者你也可以尝试洗澡(重度抑郁时，患者会变得无法单独入浴)、打扫、晾衣服等，并逐渐提升自己可以做得到的事情的难度。也许你觉得这种做法听起来很蠢，但这种基本功夫对于治疗来说极其重要。我在治疗患者时，都要求患者从实践日常生活中的琐事开始。

当你在家中可以做到的事情渐渐增多时，接下来，也许你会想出去散个步。刚开始时，你可能不敢一个人出去，因此，有必要找个人作伴。这些成功的行动经验逐渐积累之后，会让你逐步建立“原来我也可以做到”的信心，有许多人便会因此而恢复精神。

抑郁症的住院患者总是想早一点出院，我们医生也时常遇到患者提出请假外宿的要求。

对于在医院中卧床度日的患者来说，外宿其实并没有想象中那样简单。面对这种状况，我们通常会建议患者“再等等好吗?先提高自己在医院中活动的能力怎么样?”有些患者会将这种建议误解为“医生想要对我进行不需要的严格管制”、“我被关起来了”等类似被害妄想的想法。当遇到这种情况时，即使我觉得还太早，但若患者强烈要求，最后我仍然会允许他外宿。不过，这类患者有许多到后来会出现身体与心理状况极度崩溃、自伤等情形，又再度回到医院。

因此，对那些急着想出院的患者，我都会这样告诉他们："能外宿确实是恢复的重要一步，不过，最终的目标是出院对不对?为了能更早出院，现在暂时忍耐一下，不要急着外宿，再等等好吗?"

大多数的患者们听到这样的话，心中虽不情愿但也都能接受。

这种做法，其实是在帮助患者重新认清并区分脑中混淆的"短期目标——外宿"与"长期目标——出院"。

当一个人被别人说"做自己做得到的事就好"时，或许会觉得自己被人瞧不起，觉得别人要自己放弃高远的志向与梦想，以致出现抵触情绪。如果想克服抑郁，必须要分清楚长期目标与短期目标，才能让压力不再继续积累。一个人是否能认识到这一点，是他能否克服抑郁的关键。

其实，不只是战胜抑郁，当我们要做到任何不拿手的事情时，上述这些步骤都是很好的操作方法。

### *熬过痛苦的巅峰*

“你总不能一直这样逃避或恐惧下去，所以就算痛苦，也一定要去面对现实。”

是否你也曾被人这样说过呢?那么，你的回答是不是——“我知道，如果我能面对，也就不会这么痛苦了”呢?

从某种意义上来说，这种忠告并没有错，但却有补充说明的必要。

比如说，为什么拳击选手能忍人所不能忍的极度疼痛呢?这是由于平日练习逐渐积累了对疼痛的忍耐度。同样地，其他运动的选手的情况也是如此。再举个常见的例子，那些在小时候即使是甜口味的咖哩也无法入口的人，如果一直持续吃咖哩，有一天不但能吃重辣味的咖哩，说不定还会变成咖哩的爱好者。这两者的道理是相同的。

恐惧不安的感觉与肉体的痛苦相同，都有它们各自的特征。

当我们遇到意外或麻烦时，痛苦、不安与恐惧感会逐渐增加。不过，这种情绪上的感觉有巅峰期，只要跨越了那个巅峰期，痛苦与不安便会渐渐减轻。

原因是，当一个人走过一次那个痛苦的巅峰，他会发现“原来是这么回事”，在那个瞬间之后，就变得能习惯痛苦与不安了。如果他在经历巅峰期之前便退缩，那种“果然很可怕”的感觉，就会永远停留在内心，挥之不去。

因此，当我们经历无法忍受的痛苦与不安时，可以告诉自己“这种感觉只要过了巅峰期就会消失”。这样做一定会对你有所帮助。

事实上研究也证实，这个方法对于目前最难治疗的性侵害与战争所造成的创伤后压力性疾患(PTSD)，比其他的治疗方法更为有效。

具体的实施方法是，重新回到当初受到伤害的地点，并接受治疗。同时以自助治疗的方式，将当时的情景一再在心中反复回想。当然，患者会因此感到极度痛苦，但如果继续下去，渐渐地，恐惧感便会降低，心情也能变得镇定(要注意的是，这种治疗法很容易因为再度体验心理创伤，而导致病情恶化，因此绝对需要专业人员的协助)。

需要指出的是，这种做法绝不适合在当事人刚受到伤害时进行。如果经过了三、五年，当事人的痛苦仍然持续，为了要从不安与恐惧中挣脱，才有必要进行这种治疗。

这种疗法也可以用来治疗恐慌症。

当一个人坐上拥挤的电车，突然感到莫名的恐惧与不安，双手颤抖麻木、呼吸困难、心悸等，这是恐慌性疾患的典型症状。这时，如果因为觉得“还是很恐怖”、“不管了”就下车，而且每次都如此，那么，绝对无法改善症状。如果能忍耐一个小时，等到恐怖的巅峰期过了之后，或许便能比较心平气和地坐车了。在我的患者之中，便有人由家人陪同练习乘电车，习惯之后他发现——“这和打嗝一样简单嘛”，而一旦想法有了转变，心情便放松了。此后，乘车对他来说，就没那么可怕了。

这种方法对治疗不安与恐惧的效果相当良好，即使不靠药物帮助，疗效也很高。此外，对于那些在工作上时常需要与陌生人接触，但又不擅长应酬的人来说，这也是很好的应对策略。总而言之，不知道如何与人交谈、讨厌说话到极点的人，如果能多加忍耐，多练习几次，渐渐习惯之后，情况就会得到改善。

但是，如前所述，这种方法必须循序渐进——这一点很重要。如果一下子就让人感到痛苦的最高强度，过度强烈的不安与恐惧感会让人从此却步，产生“再也不要尝试”的心情，有不少人会因此变得消极退缩。再者，在进行的过程中，不要只是忍耐痛苦与不安的感受，更重要的是要让自己相信并接受

“忍耐痛苦是有意义的”，这样才能达到治疗的效果。

### *榜样的力量是无穷的*

看看与自己相同境遇的人如何走出困境，也是一种缓解不安与恐惧感的有效方法。

举例来说，一个不习惯狗、无法接近狗的孩子，当他看到和自己年龄相仿的小孩和狗玩得很开心时，他对狗的恐惧感就会减轻。这是心理学上有名的行为研究，也可以说是榜样给人力量的例子。

前文所提到的闭门家中的年轻人，应该先从到日间照护中心或工作坊开始，慢慢走入社会，理由之一是：可以增加他和处境相同、而且已克服困境的人接触的机会。如果一下子就让他跳进社会的洪流，很多人会因此遭受到极大的烦恼与挫折。所以，先与自己有同样遭遇的人相处，在此过程中分担彼此的烦恼，一起克服困难，是非常重要的方法。

这与许多抑郁症的患者入院后，说出“原来烦恼的不只我一个”的情况相同。许多患者都说，找到同病相怜的人，让他们感到很安慰。

除此之外，不知道各位读者是否听过“病友会”呢?这是一种由罹患相同病症的人们所组成的团体。通过加入这种团体，大家可以一起分担、一起克服疾病所带来的痛苦与烦恼。在美国，这种团体称为“自助团体”，在当地极为盛行。现在，日本国内这种团体也在日渐增加。

由抑郁倾向和抑郁症患者所组成的类似团体也不少。能够听到许多过来人的经验之谈，对于克服抑郁极有帮助。

“我以为自己好不了了，但接受治疗后，我真的好多了。”

在团体中听到病友说出这样的话，让很多患者得到极大的鼓舞。

最近，在企业中的心理关怀中心也开始组织类似的团体。

在许多企业中，除了上司之外，已经建立了所谓“顾问(menter)”的咨询制度。对那些在工作中碰壁的上班族，或家庭、职场两头忙的人，过来人的经验总是可以给他们许多有用的参考。

的确，当我们感受到压力或抑郁时，便容易产生紧张心理，而无法看清周围的一切。不过，只要我们不向痛苦认输，试着在病友会或职场寻找可以作为自己榜样的对象，一定能帮助自己减轻痛苦。

## *通过写日记来省察自己的行为*

不论任何人，都难免会有对事物评价过高或过低，无法做出客观判断的时候。这不一定都是坏事。举例来说，对于成功不掉以轻心，仍然勉励自己“这样还不够，还要继续努力”的人，从某种意义上说是对自己实力评价过低，期望自己还要更上一层楼。而这种想法也能促使人不自满而继续进步，因而是好事。

基本上，在心理状态正常时，对自己评价偏低不会成为问题，然而当心理崩溃，个人无法正常掌控局面时，这种想法便会让问题变得严重，增加人的痛苦。

为了帮助自己客观地面对困境，最有效的处理方法之一就是认真地将发生的一切事记录下来。

不论任何人，长期地记日记之后，应该都不免会发现自己一直重复遭遇同样的失败。但是，如果我们不做任何记录，即使同样的失败一再重复，大多时候，我们根本不会意识到。这种状况让我们不断重复地让自己做出导致不安与痛苦的行为而不自知。所谓“以史为鉴”，就是这个道理。

此外，人总是会因为发生在眼前的成功或失败而感到或忧或喜。往往先被失败的恐惧蒙住双眼，最后被逼到迫不得已才会去认真思考解决问题的方法。例如，身为公司负责人，因为害怕面对一再恶化的业绩，因此不去制作资产负债表，当然就无法改善经营的状况。

为了避免失败重复发生，将目标、刺激与反应之间的因果关系、成效等记录下来，或是记日记以观察自己等等，都很有效。运用这些方法可以观察出导致失败或自我毁灭的行为模式，才能思考接下来应该怎样采取行动，让事情进行得更加顺利。例如，对本章开头所讲的那些无法对不断的唠叨提出辩白而感到沮丧的人而言，这种方法极有帮助。

有时只是记录下来导致痛苦的想法、或导致失败的行为习惯，就可能解决问题。记录现状的做法其实就是一种不逃避现实、面对现实的行为。

### *充分表达自己的想法*

让人积累压力的原因之一是太过在意对方的感觉，无法说出自己真正想说的话。同样地，话是说了，但却无法让对方理解自己的意思，也会形成一种压力。

总是被唠叨自己不想听的话，总是被要求做自己不想做的事，久而久之，不论是谁，都会积累许多压力，逐渐地便可能导致心理疾病。

为了避免这种情况发生，能充分表达自己的想法非常重要。如果你觉得这很困难，那么你需要试着通过训练来改变。

接下来，我们将告诉读者，如何明确地表达自己的想法。并建议不擅长与人进行沟通并因此而导致压力积累的人，牢记下面所提的原则，对你会有相当的帮助。

## 预先设定问题并想好如何对答

当你要在别人面前发表自己的意见时，可以先想好："如果被这样问，我就这样回答。"这样做可以预防慌乱的情形发生，或避免因对对方的言语反应过度，而导致心情低落。

### 不要过度解读对方的想法

停止在心中追问“为什么?”、“怎么会这样?”等问题。不要执著于探询对方的一切言行举止的理由，因为有时对方做出某些举动是毫无原因的。

虽然我们知道，当一个人缺乏自信时，会很在意他人的一切言行举止。但如果这种在意的心情只是为了消除自己(听话者)内心的不安情绪，那么，相互的沟通便会成为一种单向沟通。

### 不要抱有“就算我没说,他也应该知道”的期待

这种心情在女性身上特别常见。当一个人的想法固着于“即使我不说，他也应该知道”或“希望不用我说出来，他也能了解”的时候，一旦无法顺利将思想传达给对方，便会在内心形成极大的压力。

因此，希望读者们记住，用言语清楚表达思想，才是进行沟通的基本做法。

### 说话要具体而简洁

即使你的谈话内容很重要，但如果无法提纲挈领，也很容易招致他人的责难。此外，说话方式如果暧昧含混，也容易让人产生无法信赖的感觉。你很可能因为这些原因而被要求“说更清楚一点”，也很可能因此而使你变得更加退缩。为了避免这种情形发生，我们必须时时提醒自己，说话务求具体简洁。

### 说话的态度要平和

在公众面前发表谈话时会面红耳赤、双手颤抖的人，在说话之前，只要先做一下深呼吸，便能帮助自己冷静下来。开始说话之后，要注意避免说得太快，试着以平稳的速度说话，也会帮助自己保持放松。

除此之外，运用这种谈话技巧时，要注意谈话的内容与态度，求取中庸平衡，不要强烈主张自己的意见，或总是让对方的话题碰壁。如果我们的言语太具攻击性，不论自己与对方都会感到不舒服。如果我们只是一味地当听众，不发表自己的任何意见，又会因为无法发出自己的声音而积累自己的压力，同时对方也会觉得很不自在。

小时候对父母说话没大没小、有什么说什么的人，长大之后，极可能因为这种心直口快的习惯而受到同辈的排挤与欺负。当遇到这种情形，当事人反应过度的结果就是导致他连该说的话也说不出口，有些人还因此罹患抑郁症。这是因为意见表达不够中庸平衡而造成心理负担的例子。

简单地说，我们应该在不破坏对方情绪的原则下，充分表达出自己想要说的话。这正是避免因话不投机而积累压力的重要关键。

### *预先模拟痛苦情境*

遇到痛苦的情况便立刻放弃一切，或容易意志消沉的人，大多是那种周围环境变得不安时仍然浑然不觉、忧患意识较低的人。

这种类型的人，如果能先模拟痛苦情境的发生，并反复练习应对的能力，则当他们实际遇到问题时，就会比较有心理上的余裕，去冷静地面对问题。

举例来说，对那些患有女性恐惧症的男性患者，我通常建议他“在交女朋友之前，先多和女性做朋友”。试着和那些你并不把她当作异性的女性朋友，一起用餐，或一起到游乐园去玩，并认真观察对方的种种反应。这种情境模拟的练习，必然有助于日后与喜欢的女性交往。总而言之，缓和过度紧张的心情，是情境模拟练习的益处之一。

此外，在实际的精神治疗临床中，对于由于抑郁与焦虑过度严重而无法面对现实问题的患者，我们也会帮助他们进行情境模拟演练。例如，医生与患者、病友彼此之间等，站在各自角色的立场，设想各种不同的状况、状况发生的原因等，互相交换意见。

在医院中，我最常和患者进行的模拟练习是患者出院回家的情境。针对患者会遇见哪些人、会有怎样的交谈等，尽量设想各种可能发生的状况进行演练。经过这种训练，不但可以扩展患者个人的感受与思考范围，也有助于缓和情绪上的痛苦与不安。

### *以“假设→实践→总结”的步骤去克服抑郁*

到目前为止，我们所介绍的是修正不良行为的具体方法。

这些方法的共同点就是，以解决实际问题为目标。因此，在向此一目标努力的同时，最重要的原则就是解决问题。也因此，面对问题的态度，就显得极为重要了。

对于那些讨厌坐飞机的人，如果强迫他去乘飞机，那么这种经验只会成为一种压力。但如果一个讨厌坐飞机的人，为了克服这种心情而乘飞机，这种行为不仅能矫正他对乘飞机的厌恶，还可以帮助他将这种成功经验推广应用去解决其他问题。

被强迫去乘飞机的人，与为了克服讨厌乘飞机的心情而自愿乘飞机的人，最大的差异在于面对问题的态度。换句话说，讨厌飞机的人即使做相同的行为——乘飞机，也会因为态度不同而产生不同的结果。前者所得到的是压力，后者所得到的是成长的养分。

修正不良的行为倾向时，应将“怎样做才能解决问题呢?”的想法经常铭记于心，并以此作为思考的出发点。接着，再把想出来的方法付诸行动，这一点非常重要。

解决问题的基本步骤是：建立假设(PLAN)→付诸实行(DO)→结果判定(SEE)。依据结果判定，了解假设是否正确。如果假设正确就继续进行；如果不正确，就重新建立假设，从头来过。这些虽然是科学研究时所使用的步骤，但也可以应用到面对日常工作与课业上。

克服抑郁也是如此。

当我们依据自己的想法或过往的成功经验去行动，但却发现事情的发展并不如预期时，不要立刻陷入“完蛋了”的想法中，应该试着想办法去修正最初的假设(原先的想法与过往的成功经验)。这种做法与以认知治疗或行为治疗为基础的自助治疗关系极为密切。

借助这些练习，我们会渐渐找回控制自我心理状态的能力。而在努力的过程中，我们的心情也会自然而然地变得积极而正面。

**解决问题的基本步骤**

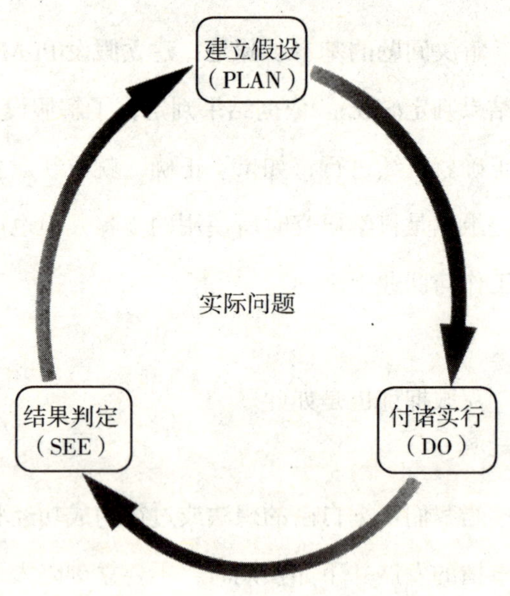

第5章

# 改善扭曲的人际关系

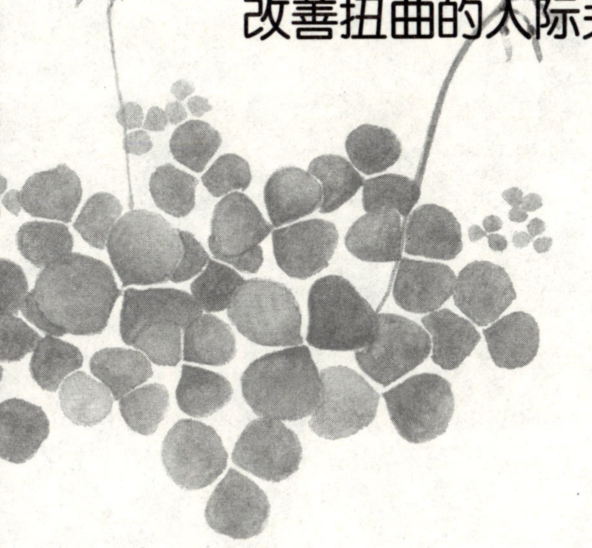

## 缓解压力的人际关系治疗

人在什么时候会感到幸福呢?做自己感兴趣的事的时候吗?或是品尝美食的时候?又或是工作顺利的时候?

的确，这些事都会让人感到幸福，但如果没有人一起分享，幸福的感觉似乎也会减半吧?

喜悦时有人可以一起分享，成功时有人为自己祝福，我们所感受到的幸福，应该增加很多吧!

然而，当我们与所信赖的人起冲突或是被背叛时，所引起的烦恼之强烈，必然会比因为工作疏忽导致失误或因为工作忙碌而无法做自己喜欢的事所带来的烦恼更甚。在那时，我们甚至有时会产生自杀的念头。

人际关系就是如此地为人带来幸福或不幸，也因此对我们的人生影响巨大。

许多时候，人际关系会在我们不知不觉中，对我们的心理产生极大的影响。有时我们承受的压力看似由其他问题所引起，但经过一番认真的检讨，我们常会发现，问题的背后大多隐藏着人际关系问题。

举例来说，如果我们认真倾听那些因为工作忙、责任重而感到压力的人的心声，可能会发现，许多这样的人，由于在职场缺乏可以信赖的同事或上司，或由于家庭的问题而导致他对压力更为敏感。

反之，常一起在喝酒时说些没头没脑的蠢话，如“工作好累，想辞职”的人，一旦交了男女朋友，便突然精神百倍，每天神采奕奕地充实度日的也不少。这是人际关系与心理状态相互影响、相互作用的例子。

所以，我们可以说，现代人的压力多半起因于人际关系的问题，这和抑郁症的发病与发展也有密切关系。

因此，在精神医疗中有一种治疗方法是——将焦点着重于人际关系，找出问题并加以解决，以此来减轻内心痛苦。这就是本章所要介绍的人际关系治疗。这种治疗法与前几章所介绍的认知治疗、行为治疗相同，都得到各国研究证明，对抑郁症的疗效与药物相同，甚至更有效。

感觉痛苦或悲伤，并不是疾病。但是当一个人无法控制他的情绪，痛苦与悲伤无法止息，并长期持续时，就成为一种问题了。这种问题，大多与人际间的压力密切相关。

比如说，罹患厌食症的少女，大多是在被同学耻笑“肥胖”之后而发病。

这与少女过度在意同学的话语，又无法予以反驳，因而陷入“肥胖的自己，真是个糟糕的人”的扭曲思想有关。然而，此时若是她有亲友或男女朋友在身旁，并与双亲的关系良好，人际网络健全，即使因为被说肥胖而一时陷入情绪低潮，应该也不至于严重到形成厌食症。只因朋友的一句话便受挫到患病，这样的人，大多欠缺良好而稳固的人际关系。

事实上，经过治疗，建立起良好的人际关系后，患者会因为得到亲友的安慰，即使没有接受认知治疗，也会改善厌食症的症状，之后，就算又被人耻笑“肥胖”，也不会再出现那么激烈的反应了。

但正如前文所说，不论是认知治疗或是行为治疗，很遗憾的，在日本几乎没有任何医生或医院从事这些治疗法。如果读者们能理解这些治疗法的内容，在能力所及的范围内试着做做看，相信也能减轻一些内心的痛苦与不安。

“不论怎样努力，也无法和某些人相处”、“与自己很重视的人关系不佳”、“不知道如何和人沟通”……深为这些问题苦恼的人，请务必要试试以下方法。

## 把握重要的人际关系

通过改善不良的人际关系来改善压力与缓解抑郁症状时，首先得将身边的家人、朋友、同事等，分为以下三类：

·第一类：配偶、男女朋友、双亲、亲友(内心最依赖的重要人物)。

·第二类：普通朋友、亲戚(多少保持一点距离的人)。

·第三类：工作上的人际关系。

第二类与第三类的优先顺序可能会因人而异，不过，对第一类人际关系的重要性，相信应该不会出现任何争议。而造成压力与痛苦的原因，大多与和第一类“重要的人”的关系不良有关。因此，在努力改善人际关系时，首先，也是最重要的，就是要改善与重要他人——也就是所谓核心他人——之间的关系。

其次，维持这三类人际关系之间的平衡。举例来说，许多家庭主妇因为教养子女感到倦怠，导致罹患“育儿精神官能症”，这是由于她们只与第一类人保持亲密关系，却忽略了第二类和第三

**人际关系的三种类型**

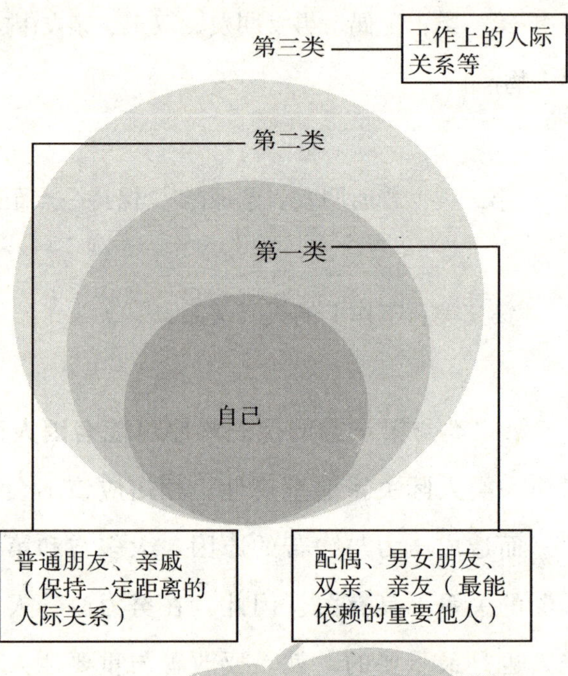

类人际关系所造成的结果。而那些因为被男友忽视就想死的女性，也是由于太缺乏与其他人维持良好的人际关系所致。

反之，如果一个人只有第三类人际关系，而缺乏第一类与第二类人际关系，那么，相信在那人的脑海里除了工作之外，应该别无他物。这么说或许有点过分，不过如果一个人过度在意、过度期待那些“和自己没有太大关系”的第三类人际关系，却忽略了最重要的第一类人际关系，在该说话时保持沉默，一味地忍耐，基本上就是一种人际关系不平衡的现象。

这种人在职场上工作时大多不会有太大问题，但是到了一定的年龄，当他回首人生时，内心常会产生“自己的一生到底都在做什么”、“忙了一辈子，却好像什么也没留下来”等强烈的空虚感，而失去内心的平衡。接着，这种想法会不断地在脑海中盘旋，一旦烦恼过度，便会出现抑郁的症状。

因此，感到压力或为抑郁所苦的人，应该先反省自己，确认自己的人际关系是否平衡。

那么，与重要他人关系不良、人际关系不平衡等，到底会出现哪些后果呢？

接下来，我们要向读者介绍的是，与抑郁倾向或抑郁症密切相关的四种具有代表性的人际关系问题，以及应对这些问题的方法。

### **悲伤情绪无法消解**——*与抑郁相关的人际关系问题之一*

人生最痛苦的事莫过于重要他人的死亡。此时人们除了感到悲伤之外，也会有夜晚失眠、丧失食欲等情况。严重的时候，有许多人甚至会产生想死的念头。

如上所述，当我们失去无法取代的重要他人时，这种人际关系上的变化会对我们的心理产生重大影响。

当遭遇生离死别时，人们的第一反应是都会觉得“那是骗人的”、“我怎么也无法相信”等，对事实加以否认。

接下来，当接受了事实后，便会产生“我受不了了”、“真想去死”等绝望感。这种过程虽然很痛苦，但却是很重要的阶段。如果我们可以充分去体验这种“悲伤的巅峰”，便有助于产生下一个阶段的“老是这样难过也不行”的想法，并能因此放弃执著，得以重新出发。这一连串的心理反应，我们将其称之为“悲伤处理”。当人们经历悲伤重新站起来，这段过程其实是一种无意识的心理反应历程。

如果总是以“这是骗人的”的否定态度去面对，或是强颜欢笑地说“我一点也不觉得难过”，而无法经历悲伤的巅峰，便会引发情绪上的“消化不良”，致使痛苦的心情迟迟无法得到消解，最后便可能让人罹患抑郁症。那么，究竟要怎么做，才能做好悲伤处理呢？

找个人倾诉内心的悲伤、分担痛苦，是一种有效的方法。自己一个人难免会胡思乱想——“悲伤是不好的”、“再这样悲伤下去，自己一定会变得很奇怪”等，越想越害怕，甚至无法感到悲伤。这时，只要身边能有人安慰你说“换了任何人都会这样”，或是听你泣诉心声，便能帮助你顺利完成悲伤处理。丧礼其实就是一种为了“悲伤处理”而进行的仪式。大家聚在一起感受悲伤，可以让彼此知道“并不是只有我被遗留在人间”，明白“我会觉得悲伤是应该的”。

另一种有效的处理悲伤的方法，是承认自己内心除了悲伤情绪之外的其他感受。例如，“为什么留下我独自一人?”的愤怒心情，“如果早点那样做，或许他就不会死了”的悔恨心情，“往后要怎么办?”的不安心情，与其他如恐惧感、罪恶感等。要承认自己所有的心情，情况许可的话，找个人诉说会更好。至于具体怎样做，就因人而异了。有些人因为自尊心作祟，无法找身边的人坦白自己。其实，能诚实面对自己、坦露自己，在悲伤处理的过程中极为重要。如果实在无法向身边的人诉说心声，去找个毫不相干的第三者，如心理咨询师等倾吐心声，也不失为一个良策。最重要的是，帮助自己把内心的悲伤说出来，认真地去面对自己悲伤的心情。

在治疗因失去重要他人而罹患抑郁症的病人时，我会试着和他们谈论那个重要的人，或曾经发生过的事。有时患者所吐露的是憎恨的心情。在倾诉种种的心情之后，患者便能很自然地表露出内心的悲伤情绪。终于能打开心门、哭出来的患者常会说："一直哽在喉头的东西终于能吐出来了"，并露出如释重负的表情。

当我们遇到悲伤的事时，要避免刻意忽视内心的痛苦，以及为了让自己及早从悲伤中站起来而强忍悲伤的做法。相反地，我们应该积极认真地面对悲伤，充分消化悲伤的情绪，这才是最正确的做法。请读者们谨记，千万不要一个人悲伤，找个能信赖的人，借助他们的力量，让自己更顺利地走过悲伤处理的历程。

## 愿望或价值观的差异——*与抑郁相关的人际关系问题之二*

自己的想法与期望被人反对,或想做的事与对方的愿望不相符合,会让人感受到极大的压力,最后极可能导致人罹患抑郁症。

有关愿望或价值观等的差异，最容易让人理解的例子，应属丈夫希望妻子能专心料理家务，而妻子却想到外面就职的情况了。夫妇两人对于生活方式愿望的不同，导致彼此关系对立。此时，如果只由妻子单方面容忍，便会给妻子带来极大的压力。

此时，两人所处的状态可分为三个阶段。思考你们现在正处于哪一种阶段，可以有效地帮助两人看清状况，改善彼此的关系。

接下来，就让我们一起来看看这三种状况：

(1)争执的状态——认真思考问题就可以得到改善

这个阶段是处于责怪对方、迫切需要改变态度与想法的状态。彼此有争执就是表示对对方还有期待，也就是说，彼此的关系还有改善的可能。

举例来说，我会对那些总是和父母吵架的人说："你之所以还会生父母的气，其实是因为你对他们还有所期待吧？"听到我这种说法，他们都会严辞否认：“都什么时候了，我早就不期待他们了。”不过，当我继续问：“如果你的父母得了老年痴呆症，你会不会焦虑烦恼呢?”回答“应该没感觉”的人其实并不多。

像这种关系不好，但仍有机会改善的状况，要怎样做比较好呢?

首先，我会建议患者，先问问自己以下的问题：

“引起两人冲突的问题到底是什么?”

“能不能把问题说得更明确一点?”

避免感情用事、具体思考出现问题的地方，是顺利解决问题的第一步。不过，当我们进行这样的思考时，过去所发生的事又会重回心头，容易让人内心充满爱恨交织的复杂情绪。因此，在思考的过程中，最重要的是提醒自己，将焦点放在思考当前的问题，把过去的事暂时放下。

接着，你可以再问自己：

“我们双方是不是都为了能够尽快解决问题而感到焦虑?”

这个问题可以帮助你将长期目标与短期目标分开来思考。我们在上一章介绍到行为治疗时，曾经提到将长期目标与短期目标分开设定的重要性。如果以此为例，短期目标就是“消除亲子之间或夫妇之间的感情对立”，长期目标则是“消除彼此之间价值观的差异”。

本章最前面所提的——丈夫希望妻子专心照顾家庭，妻子却希望能到外面工作，而当彼此了解到原来这是因为两个人的价值观与想法不同时，便会减轻许多对对方的怒气。这是改善关系的第一个阶段。

另外，虽然消除彼此之间价值观与想法的差异并不是一件容易的事，但如果把它当作长期目标，应该就可以不再那么焦急，而能冷静地彼此沟通了。

举例来说，如果丈夫是在极保守传统的老式家庭中成长起来的，他就会在不知不觉中建立起“女人就应该照顾家庭”的价值观。这种价值观或许是一种偏见。而很想出去工作的妻子，如果能努力搜集资料，让丈夫知道自己多么想要工作，或许可以改变丈夫的想法。也许这样的沟通方式很耗费时间和精力，但如果女方能多加努力，就会有机会改变丈夫的想法。这样或许夸张了一点，不过，如果有一天丈夫被裁员了，也许他心中便会产生“还是让太太去工作更好”的想法吧!

有些时候，当太太们终于能开始外出工作，却可能会出现突然感到身体不适、想生孩子的情况。在生产之后，由于母性增强，也往往冲淡了女性渴望在工作上有所作为的想法。或者看到许多一直都在职场上工作的同性朋友都卓有成就，对自己所做的兼职工作感到空虚，渐渐萌生退意的情形也不少。

由此可见，我们所说的状况，是一种与自己的计划、想法无关，会自动发生变化的各种情境。因此，一时因为情绪冲动而吵架，是无法避免的事，如果想立即在当场就解决问题，反而会让两人的对立加深，并没有任何意义。这时，如果双方都能意识到两人愿望与价值观之间的差异，或许会对彼此有更多的了解，会想“这个人其实也有许多其他的优点”，这样就不会发生只因为做法不同便导致离婚的事情了。当我们察觉到彼此间的关系有所变化时，或许会开始心急，此刻我们最需要的就是冷静、沉着的态度。

除此之外，要修复彼此的关系，不但要清楚双方不同做法的具体内容，还必须确认彼此之间沟通的方式是适当而有效的。

下一个案例的主角是我所诊治的某位女患者的丈夫。当我告诉病人的丈夫“要好好跟妻子沟通”时，那位先生反驳道：“我一直都和她讲话呀!这十年来我都是这样做的呀!”

当我确认了他与妻子之间的谈话内容后，我发现在他所说的话中，“笨蛋”、“白痴”、“你真是任性”等用词，让他的妻子深受伤害。当妻子受不了而回嘴时，有时还会招致他暴力相向。像这种情形，即使有再多的谈话机会，都是无效沟通的。

于是，我请他们两人尝试在我面前进行交谈。当丈夫说了让人感觉刺耳的话时，我便提醒他“这个用词是违反沟通原则的，请你改用比较委婉的说法好吗?”或“这样的话，在妻子听来是一种恐吓喔!”以此来修正当事人的沟通方法。

其实，不一定要精神科医生或心理咨询师，只要有第三者或是朋友介入，或许就能帮助两人以冷静的态度交谈了。“现在好像太感情用事了，我们还是再回归主题吧!”、“嗯，对啊!”如果可以做到这种程度的交谈，即使不借助他人之力，大多时候也可以使话题顺利进行。

人生中有很多如夫妇、亲子、上司与部属等割也割不断的人际关系。当双方发生价值观与愿望的差异时，以适当的沟通方式来防止差异加大的做法，已日渐受到重视。

(2)半放弃状态——重新审视维持彼此关系的意义

不论自己说什么，对方都不愿意认真听，因此对彼此的关系采取半放弃态度。这种状态如果长期持续下去，同样会积累压力。

当我们无法确认自己可以对对方有何种期待，而这样的状态又一直持续时，绝对会对一个人的心理状态产生不良影响。此时，我们便必须积极且充分地去审视彼此的关系，看是否有改善的可能性。进行这种检讨需要勇气，同时，由于这么做会让人感到身心俱疲，因此可能会让人因为觉得麻烦而抗拒，但从长远计，这么做是绝对必要的。

在判断彼此的关系是否有改善的可能性时，先列出彼此的共同点与差异点，将会有很大的帮助。举例来说，面临分手危机的情侣，可以将彼此当初为何会在一起、将来想要怎样等列出来，试着整理一下彼此内心的想法，并且充分审视，是否适当使用了前文所提到的沟通方法。

男女双方刚开始交往时，必然是因为对对方有好感，才会在一起。然而当彼此的感觉已经淡了，却只是因为害怕分手之后会寂寞，而拖延了九年、十年之久。

让不冷不热的关系一直延续下去，情侣所面临的问题也许会比夫妇严重。因为婚约使夫妇对彼此有一份责任感，因此，即使爱情淡了，继续维持和对方在一起的关系，也有其一定的意义。但情侣则不然，感情淡了却仍然继续维持关系，并不具有任何意义。

缺乏感情却又继续维持关系，最终还是分手了。此时，内心或许会萌生“我这七八年来到底都在做什么?”的想法，也因此会觉得非常后悔，有人甚至会因而引发抑郁症。因为觉得自己浪费人生中宝贵的时间而情绪低落，或从此对异性产生严重不信任感的人很多。严格说起来，因为害怕分手之后要独自面对生活的寂寞，或因为不想谈分手而无视现实问题，以致判断失误而无法做出及时的决断，其实也是当事人自作自受的恶果。

因此，当我们的人际关系出现问题，使我们感觉痛苦时，认真去分析彼此是否仍有修复关系的可能，是非常重要的。

### (3)无可改善的状态——考虑结束关系

这是不良关系持续发展到最糟的最后阶段。当彼此的关系陷入无可改善的状况时，为避免双方行为失控，我们必须为将来着想而考虑结束关系。

不过，结束关系与修复关系一样，做好良好的沟通是不可欠缺的。如果在结束关系时没有做好沟通，很可能导致某一方感到愤怒、怨恨、后悔等情绪上的起伏，而造成其不良的心理影响。

在我所认识的人当中，有一对夫妇时常吵架，彼此都给对方许多压力，但就是没有离婚。最后，妻子终于下定决心，跟丈夫讨论离婚的事。他们时常在情绪冲动的状况下吵架，这一次几乎可以算是两人第一次冷静的交谈。交谈之后，妻子发现，“我从来不知道我丈夫竟是如此愚蠢的人”，“这个人真的很任性”。而且，由于之前从未与丈夫好好谈过话，因此对丈夫一直抱着过度的期待，现在她觉得非常后悔。当然，也包括对自己虚度了宝贵人生的悔恨情绪。

这位妻子告诉我，由于最后跟丈夫好好谈过，知道自己跟这个人绝对无法继续下去，于是再也不会对丈夫有所期待，因而才能下定决心和丈夫离婚，结束彼此的关系。这件真实的案例使我们可以确信：结束关系时，有充分的沟通，的确是件很重要的事。

不过，如果身边缺少其他重要的人际关系，要轻言分手确实不容易。决定分手时，不论是父母亲、亲朋好友或可以信赖的同事等，这些充实的人际网络，具有极重要的支撑作用。当我们拥有丰富的人际关系，再将想要分手的对象放到其中审视时，我们会因此发现——“这个人其实对我没那么重要”，这样做，对于结束彼此的关系助益甚大。

举例来说，因为父母思想专制，总是一味地将自己的想法强行加在孩子身上，而导致孩子罹患抑郁症。对这些孩子来说，利用工作坊或日间照护中心来结交好朋友极为重要。虽然无法断绝父母子女之间的关系，但若能多充实周围的人际关系，对当事人来说，便会减少父母在心中所占的比例，不会再像从前那样重要，而让其固著其中不可自拔。

此外，有许多身陷外遇关系中充当第三者的女性，其实很想结束这些不正常的关系，但却很难做到。在这些人中，有许多是身边欠缺朋友，或许她们有一些表面上谈得来的朋友，但却没有能够讲真心话的知己。

如果“结束彼此的关系，我会觉得很寂寞”的想法在脑海中根深蒂固，让人更加无法谈论分手。沉溺于这种想法，一心抱着期待，心想：“那人迟早有一天会跟妻子离婚吧！”当结果并非如此，有些人便因此受到打击，做出服毒自杀等过激的行为。这种案例也发生在我所认识的人之中。之所以会发生这种状况，当事人缺乏知人之智是最重要的原因。但会造成这种结果，和当事人欠缺可以与之一同面对问题、解决问题的亲朋好友，也有一定关系。不过，也有些情况是，即使身边有亲朋好友，但由于当事人的心情处于孤立状态，总是钻牛角尖地想“和这个人分手之后，身边就再也没有了解自己的人了”，也会导致她陷入无论如何都无法与对方分手的窘境。

的确，当遇到这种外遇问题时，能让自己放心商量的人毕竟不多。但若因此而独自烦恼，再怎样做都很难与对方分手。此时，多充实与其他人之间的人际关系，仍是首要之务。

举例来说，如果有值得信赖的女性朋友或前辈可以倾诉，或许他们会告诉你“你被骗了”、“那是男人们常用的手段”等，能提供自己的经验或价值观，给你一些建议。从他人口中获得一些自己作梦也想不出的想法，是非常难能可贵的收获。

不过，由于这多半是在说对方的坏话，因此在刚听到时，可能很难接受，但当你冷静下来，这些话便能成为你与对方分手的助力，如同刹车一样帮你煞住与对方无止休地延续的令你痛苦的关系。

不论是哪一种纠缠不清的人际关系，要谈结束，都需要勇气，而好聚好散也不是一件容易的事。因此，无论如何，结束关系，仍然是最后万不得已才用的手段。

但是，如果和那个人的关系坏到甚至让你得了抑郁症，那么，考虑分手，仍然是必须的选择。当你的心中能有“不得已时，即使吵架收场，也在所不惜”的想法时，仅仅这种想法，相信已经能帮你减轻不少痛苦了。

## 被母亲责备“我真是教育失败”——R 小姐的遭遇

亲子之间是最容易发生争执的。接下来要向大家介绍的，是因女儿罹抑郁症而到我门诊就诊的一对母女的案例。

R 小姐是一流大学毕业的精英，即使已经年过三十，仍然专心工作，是父母心中极为自豪的宝贝女儿。

然而有一天，R 小姐突然在完全没和父母商量的情况下，决定和一个经营餐厅的厨师结婚。对女儿期待极高的双亲，对于女儿的结婚对象极为不满，大加反对，几乎每天都打电话给 R 小姐："这种人的经济状况一点也不稳定，以你的条件可以选择更好的对象，不是吗?为什么要跟厨师结婚呢?"有时还甚至会说出"我真是教育失败"的话来。做母亲的一点也不放弃，总是希望事情还有回旋的余地，但 R 小姐却不这么想。母亲单方面的期待，对她来说完全是困扰。这样的状况持续了一段时间之后，R 小姐终于得了抑郁症。

R 小姐之所以会罹患抑郁症，当然和母亲所说的话有关，不过，R 小姐本身其实也有问题，她对母亲所说的话完全不反驳，只会一味地忍耐。

R 小姐说不知道怎样回应母亲的话。于是我告诉她："你或许可以试着这样回答母亲：'我知道你的心情很不安，但是你说你对我的教育失败，实在让我很难过。我希望你别再这样说了。'能这样对母亲清楚表达自己真实的感受，非常重要。这样做或许不会让你的母亲感到满意，不过你一定得主动用言语去制止母亲的责备才行。”并且建议她：“母亲所说的话，是为了满足她自己的心理需求。所以，如果你不告诉她，你就是因为她所说的话，抑郁症更严重了，事情就很难改变。我相信，如果你这样跟父母说出自己的心情，他们应该能理解。不过，如果你已经这样表达了自己的想法，而你的母亲还是说出相同的话，那么，就算你必须和他们断绝关系，也是没办法的事了。”

我的意思是，即使对象是自己的母亲，该说的话还是要说。

在R小姐尝试改变与母亲的相处方式的过程中，我不但参与，也积极介入。当时，我对R小姐的母亲说：“您说的没错，但您到底希望R小姐怎样做好呢?请您设身处地为她想想，如果您的母亲也这样说您，您会觉得如何呢?是不是也会加以反驳呢?被责备说‘我这个当妈的教育失败’，但一切又不可能重新再来，这样的话是不是只让人觉得很伤心困扰呢?”

由我这个外人来说出这样的话，让 R 小姐的母亲能用比较冷静的态度，反省自己的言辞。渐渐地，R 小姐也比较能对母亲说出自己的想法。于是，做母亲的也意识到自己有问题，虽然有时还是会说溜了嘴，但次数已经减少很多了。而 R 小姐的抑郁症状，只是因为沟通上的改善，便减轻了不少。

在 R 小姐的案例中，有身为医生的我以第三者的身份介入帮助。在其他情况下，有许多人也可以单凭一己之力作出反击。

R 小姐的情况，与其说是因为和双亲的期待与价值观不同，而导致精神上的痛苦与压力，还不如说是子女无法将自己的想法表达出来让父母知道而造成了压力。大多数身陷这种状况中的子女，并没有意识到这一点。身为子女者如果能意识到自己正处于这种状况，并能坚持自己的想法，告诉父母：“关于这一点，很抱歉，我无法让步。”相信父母应该能理解子女的想法，回答子女：“啊！真抱歉!我的表达方式真的不太好。”并且改变自己的态度。这样一来，即使父母又说出和之前相同的话，子女也能想“他又来了”而一笑置之，亲子之间的关系也能获得改善。

### ***无法接受角色责任的转变***——*与抑郁相关的人际关系问题之三*

风水轮转、荣枯盛衰、诸事无常等，都是用来形容世间万物变化不已的情形。其实，人所扮演的社会角色也是如此，会因时空的变换，而有许多更改。

人生在世，不论是谁，只要我们活在社会之中，就必然扮演某个角色、肩负某种责任。随着时间的变化推移，每个人的角色和责任也会随之改变。可以这样说，我们的人生也是一部“角色责任转变史”。

遗憾的是，大多时候，让我们感觉风光与幸福的角色，并不能永久持续。总有一天，一直持续稳定的角色会被新的角色所取代。这时，因为无法适应而导致压力积累的情况，并不少见。当这种现象持续恶化，就会演变成抑郁倾向或抑郁症。

## “以前要更好”的想法

引发抑郁的角色变化，约有下列几种情况：

其一，任何人也不想遭遇的变化。例如，离婚或因为公司裁员而被解雇。

其二，一般人觉得好，当事人却因为觉得不适合，而感到痛苦的变化。例如，升官或升职，一般人会觉得那是一种令人羡慕的变化，当事人却可能因此而工作繁忙辛苦、责任加重，感到压力加大。

除此之外，例如搬家、换工作、调职等，也是一种变化。虽然这种变化大多是当事人所期待的，但因为执行起来相当耗神费力，也会增加当事人心理上的负担。这种倾向，在年龄越长者身上越明显。例如，我们常听到许多从营业部门转换到管理部门的人，突然变得失去活力或意志消沉。又如，有很多技术方面的精英人员面对技术革新时，因为太执著于旧有的技术，一时无法适应新技术，导致对工作产生疏离感，觉得“自己好像已经没有存在的价值了”，因此内心感到十分苦恼。

不论是哪一种情况，由于无法忘记过去的角色而感觉苦恼，都可说是对过去“过度美化”或“过度丑化”所致。

以恋爱为例，失恋的人要么是单单回想到对方的好而时刻沉湎其中，就是单单回想到对方的坏而心存怨恨。

但人间事物必然有好的一面，也有坏的一面。因此，当你发现心中徘徊的都是“以前要更好”的想法时，应该试着问自己：“是不是真的都只有好的一面?”针对过去的事件整理出思绪，去找个人谈谈是个有效的方法。

再以失恋为例，我们可以试着这样想：

“我和那个人的感情确实很好，我也真的很喜欢他，但如果我们真的结婚了，是不是还能这样和睦地相处一辈子呢?”

“我和那个人应该没办法好好相处吧?如果真是这样，我们应该迟早也会分手吧?”

也就是说，我们可以尝试从几个不同的角度去思考问题，让自己能够接受事实，才是最重要的。

事实上，不管是男性还是女性，很多人在失恋之后，经过许久都无法重新再站起来。面对这些人时，我会告诉他们：“在我所认识的人之中，婚前非常恩爱甜蜜，但最后却以离婚收场的人，也实在不少!”

“你知道‘仓皇结婚’的后果吗?你没在爱情冲昏头时结婚，说不定还真是件好事。”

“得不到的总是最美的，也许正是这种心情，让你对婚姻有过度的期待呢!”

应该是“只要现在好就好”

抱着“以前要更好”的想法，过度美化过去，也有可能是因为现在过得不好的一种反应。

如果一个人能够向前看，或前方有个追求的目标，生活在一种“加速感”的状态中，那么，就算他心中并不觉得像从前那样幸福，也应该不至于过度执著过去。当一个人可以用客观的想法回首过去，知道“自己也曾有过那种光辉灿烂的岁月”时，或许就可以充分发挥自己目前现有的能力，更充实地活出自我。

我们再以被男女朋友甩了的人的心情为例。如果当事人现在有了新的恋人，并且感到十分幸福，那么，我相信，他 / 她对于从前被甩的事，应该就不会那么耿耿于怀。如果我们修改一下，“只要结局是好的，一切就都是好的”的说法，可以换成说“只要现在过得好就好”。

因此，如果你很坚持过去一切的美好，那么，对你来说，充实现在就变得更重要。为此，致力于改善现有的人际关系、建立新的人际关系，就是目前要努力的重点。

企业人士因为裁员或退休离开职场，由于结束职场人际关系，不再收到那么多的贺年卡时，会觉得“那种风光充实的岁月已经一去不复返了”，因此而感到极度沮丧消沉的人很多。

即使你邀请这样的人去参加义工活动，他也会将这些活动与在公司任职时的丰富奢华的活动相比较，心里想：“现在还做这些干嘛”，对于建立新的人际关系缺乏兴趣。不过，如果这些人能舍弃“全有或全无”的想法，试着告诉自己：“不管是什么，试试看吧！或许会很有趣呢。”实际努力去做，相信应该能从其中发现新的喜悦，找到完全不同的人生价值。

要注意的是，不要心急地想在短时间内建立起和从前一样的人际关系。因为，真正值得的信赖关系，并不容易建立。我们可以把长期目标定为“建立和以前一样的人际网络”，而把短期目标设定为“先从周围的人做起，一点一点建立新的人际关系”。为了达到这种目标，上一章所提到的，一边检讨具体可行的方法，仔细分析思考问题，不慌不忙、按部就班地慢慢进行的心态，对完成人际关系的建立帮助极大。

## 发现樱花的喜悦——K 先生的经历

现年六十岁的 K 先生，曾是电影界知名的制作人。他的个人生活极为精彩，与许多当红的演员或知名人士都有来往。

然而，当 K 先生因为中风导致行动不便之后，便陷入“我已经一无所有”、“我的人生已经结束了”的想法之中，最后竟得了抑郁症。

K 先生总是把“以前比较好”、“快乐的时光不会再回来了”这两句话挂在嘴边。在他的脑海中，想的都是过去的辉煌岁月。又因为心里强烈认定“现在不管做什么，都不会再成为镁光灯的焦点了”，使他渐渐失去了做任何事的动力。

我尝试这样跟K先生沟通：

“你觉得过去很美好，这确实是没有办法的事。不过，会不会因为你这种想法，所以觉得现在做什么都做不好呢?现在应该也有让你觉得比较好的时候吧?”(笔者)

“偶尔会有。吃到好吃的东西的时候吧!”(K先生)

“那时，你应该会暂时忘掉过去的事情，对不对?”(笔者)

“对啊!”(K先生)

“试着看看电视，做一点自己喜欢做的事，在某一瞬间可以感受到快乐，能暂时忘掉过去的事，多增加一点这种忘掉过去的快乐时光，如何?这样一来，说不定可以帮助你减轻一些对过去的执著。你觉得呢?”(笔者)

对K先生来说，要他舍弃对过去的执著，确实不是一件容易的事，因为他的现况的确比过去糟糕。话虽如此，如果因此而活在缅怀过去之中，什么也不做，只会让自己越来越痛苦。

K先生告诉我："在散步途中，发现樱花开了的瞬间，让我觉得很快乐。"于是，我建议他好好珍惜这种短暂的快乐时光。

像K先生这种曾经在职场上叱咤风云的人，大多会对自己因为看到大自然的变化就觉得感动而自责不已，认为"会为这种小事而动情的自己，根本是个闲人"，心怀罪恶感。对这种人来说，接受自己可以为当下的瞬间欢乐而感到小小的喜悦，是适应角色变化的第一步。

K先生因为中风的后遗症无法像从前一样自在地行走，这使他对自己感到失望。当他不小心跌了一跤，便会立刻联想到"这种人生真无聊"、"还是以前比较好"等，陷入钻牛角尖的情绪。换句话说，只要发生什么不好的事，他就会立刻觉得“所有的都不行”，在不知不觉中养成一种思考与行为上的不良倾向。

不过，当问清楚他跌倒的细节之后，我发现，当时正下着雨，而K先生还提着重物，才因为脚滑而跌倒。在这种情况下，就算是一个正常人都很可能摔跤，更何况是K先生呢!

于是我告诉K先生：

“在你滑倒之前，应该没想到‘我去死好了’、‘还是以前比较好’等等想法吧?也就是说，你是因为滑了一跤，才去想过去比较好，对不对?其实现在对你来说，日子并没有那么难过，不是吗?所以最重要的是，雨天时小心走路不要滑倒就好了，不是吗?”

经过这样的沟通之后，K先生不但能珍惜日常生活中的瞬间欢乐时刻，也能时刻提醒自己，用一种更圆融的方式，去思考周围发生的事。渐渐地，他就能适应现实生活的一切了。虽然改善的速度并不快，K先生的抑郁症状还是逐渐减轻了。

### 内心孤立——*与抑郁相关的人际关系问题之四*

因为压力不断积累而导致抑郁的人，大多处于被孤立的状态。或者我们可以说，孤立状态会使人罹患精神疾病。囚禁在监狱中的罪犯，只要被单独地禁闭于一个房中，不用几天，便会产生幻觉或妄想，这就是最好的例子。

被同学欺负而自杀的孩子，有大半是因为找不到人倾诉或帮助，而发生悲剧。

所谓的孤立，并不是指一个人独处时才会有的状态。举例来说，不论办公室里有多少同事或有多少朋友，如果身边缺少可以了解自己的痛苦与心声的人，那么这个人内心所感受到的孤立感便不会有所改变。

那些积极主办宴会或跨行交流活动的人之中，有不少其实是内心觉得很孤独的人。在他们的身旁或许总围绕着许多人，但却没有一个是他们真正能交心的知己。一个人想得一知己，并不一定要相交满天下。有时，人会去结识很多泛泛之交，其实是因为他不知道如何与他人交心所致。

另一种情况，一个总是轻易跟别人说出心里话的人，也会造成他人对自己的疏离。这是因为这种人无法分清楚何时可以对人谈心，何时应该说些客套话就好，因此很容易陷入人际孤立的状态。

此外，自尊心强、容易受伤害、不懂得如何找人商量，或是偏见过深、凡事都要亲力亲为的人，也容易受到孤立。

孤立是指与他人不发生任何关联的状态。在这种情况下，即使是自己选择把自己孤立起来，也会由于无法对周围的人说出心里想要说的话，导致压力不断积累，徒增许多痛苦。

你最风光的时候是什么时候呢?

要走出自我封闭的茧，有几个重要的做法。

首先，回想自己过去的人际关系，检讨导致自己陷入孤立状态的原因。

我们每一个人，都有自己与人交往的特定模式，大多时候，这种模式到老也不太会有所改变。因此，先找出自己与人交往的模式是非常重要的。

其次，如果在过去有一些模式运用得很好，那么，也可以将它充分运用到日后的人际关系中。

举例来说，如果你对在公司里建立人际关系感到苦恼，那么，你可以试着回想在人际关系建立得最好的学生时代的做法，那些过去的经验，或许可以帮助你成功地建立职场上的人际关系。曾经在学生时代做过啦啦队队长或主办过舞会的人，可以将那些经验作为自己的参考。当然，进入社会后的一切并不会与学生时代完全相同，所以，在运用时要注意变通。

有许多人因为对本行没有兴趣，或者因为正

常的工作必须跟极无趣的人相处，于是以半玩票的性质开始从事副业，觉得在做副业时，可以活得比较像自己，也能得到他人的认同，最后竟一步一步走出属于自己的路，获得非凡的成功。在我所认识的人当中，也有不少朋友因为常有机会成为部属的商量对象，而对心理咨询产生兴趣，最后辞去工作，考进研究所，攻读心理咨询，成为心理咨询师。为了能利用自己擅长的人际交往方式，而去尝试改变环境，也是帮助自己走出孤立的人际关系的方法之一。

## 你是否常将情绪发泄在身边的人身上?

进一步来说，为了找出使自己被孤立的人际交往模式的不良倾向，去检视自己与双亲、配偶、亲友等身边的人的关系，应该会得到很好的效果。

容易将自己的不安、愤怒或过度依赖、撒娇的情绪，发泄到双亲与配偶身上的人，也很容易将这种情绪发泄到其他身旁的人身上。如果我们能察觉到自己的这种倾向，就能及时提醒自己：“虽然我很容易立刻感到愤怒或不安，不过说不定我可以努力克制看看。”接着，你可以逐一检视自己的情绪，或找个人帮助你，检讨自己那些招致孤立的沟通模式，这应该是可行且有效的。

容易被孤立的人，大多抱持着“对人怀抱期待只不过是增加自己被背叛的机会而已”、“就算我去找人商量，也不会得到满意的回应”等强烈的不安心情。如果你也有这样的思考倾向，希望你能换个方式想，试着告诉自己：“正是因为到最后仍然是自己决定怎么做，那么在做决定之前，更应该先听听各种不同的想法。”

## 你是否害怕与人建立更进一步的关系？

容易被孤立者的另一种思维模式是：害怕面对自己无法与他人建立关系的事实。也就是说，当他们去找人商量问题时，总是预先认定，对方一定不会为自己设身处地地思考问题，而他们又不愿意坦承自己内心的想法，例如“果然我是被孤立的”、“谁也不愿意成为我商量的对象”等，因此就陷入“不要跟任何人有接触，自己一个人活下去，就不会有摩擦，也不会有额外的压力”的想法中。

这种想法，和对喜欢的异性“反正跟他告白也会被拒绝，还不如什么都不要说的好”的心理，十分接近。不过，要一个人终其一生都不找人商量任何事，原本就不是一件容易的事。而即使与人建立关系失败了，对人生而言也是一种成长与进步。

要和人建立关系，不要从找知己或恋人开始，而应该先从找人商量自己觉得不太重要的事情做起。先建立较浅的人际关系，再慢慢循序渐进，从而建立比较深厚的关系。

不论是谁，都无法和刚认识的人商量人生重要的问题。因此，应该从一些小事开始商讨。当你觉得这个人似乎值得信赖时，再进一步与他商量重要的事情。当我们的心理状态正常时，上述这些步骤其实都是在无意识的状态下进行的。举例来说，当我们觉得“这个老板是一个可以信赖的人”时，我们才可能去找他商量私人的问题。阶段性地逐渐加深与他人之间的关系，不但能帮助人克服害怕被拒绝的心情，也能免于陷入被人孤立的情境。

此外，对于那些身旁没有可以谈话的对象、人际关系极度贫乏的人来说，有时通过医疗行为与医生建立的人际关系，也会成为日后建立其他人际关系的基础。

有一位男性抑郁症患者告诉我，在和我谈过话之后，心情变得轻松了。我对他说："如果和我谈话觉得有趣，和朋友谈话会不会更有趣呢?"他说，以前有一个经常一起吃饭的朋友，不过后来疏远了。疏远的原因是因为对方似乎很忙，为了不想打扰他，就渐渐不再联络。对这个患者而言，他是由于自己过度坚持单方面的推测，认为"他很忙，一定不会跟我出来"而导致抑郁。

于是我建议他，"或许对方真的很忙，但如果只是给他写封电子邮件呢?"

他接受我的建议之后，便开始写信给那位朋友。之后，他们又像过去一样一起出去吃饭，并且能够互诉烦恼、商量彼此感到困扰的事了。和朋友重新建立关系，使这位患者心情变好，也大幅改善抑郁症的症状。

甚至服用药物也无法治愈的抑郁症，由于人际问题的改善，使症状得到缓解的案例，也屡见不鲜。

以下就是我所治疗的个案之一。

### 被告知是恋母情结之后，心情反而变轻松的Y先生

三十五岁左右的Y先生，是一位未婚的单身贵族，由于母亲过世而引发抑郁症。

对于Y先生来说，虽然他和父亲与妹妹的关系也不错，但母亲对他而言，却是人生中最重要的人，是世上唯一可以完全了解他的人。

当母亲因病去世时，Y先生满脑子想的就是："我都还没有克尽孝道……"因为找不到人诉说这种烦恼，内心的痛苦与日俱增，时常失眠，最后终于演变成抑郁症。

除了抑郁症的症状外，Y 先生还伴随其他的症状——不论洗过多少次手，他还是觉得手脏，于是不停地洗手，一再确认门窗是否上锁等等强迫性的行为。

在来我的诊室之前，Y 先生曾经去看过别的精神科医生，接受过每次五到十分钟的心理咨询，医生还开给他各种各样的药物。这样的治疗持续了一年以上，但总是无法改善症状。

当 Y 先生到我的门诊求诊时，我先听取了 Y 先生心中各种不同的心情与想法。在聆听的过程中，我所得到的资讯是：Y 先生的内心一直萦绕着两种想法无法释怀："因为母亲的死而长期情绪低落的我，是不是有恋母情结呢?""到现在还不断想念亡母，要是让人知道了，一定会被耻笑吧?何况我今年都三十五岁了。"

因为母亲去世而沮丧难过，绝对不是一件奇怪的事，在这一点上 Y 先生的表现其实相当正常。然而，Y 先生无法将这并不奇怪的的想法视为正常的心态，却是个问题。于是我告诉 Y 先生：

“男人或多或少都会有一点恋母情结，只是每个人的表现多少会有一些差异而已。所以，你到现在还因为母亲过世而感到难过或烦恼，这并没有什么不对呀!我觉得这是一件很平常的事。”

对我来说，要对患者使用到“恋母情结”这个词汇，其实需要一些勇气。然而 Y 先生却说：“听您这么说，我觉得轻松了许多。”并且露出安心的表情。

除了针对 Y 先生的扭曲想法进行修正之外，我还尝试去修正 Y 先生在职场上过度狭隘的人际关系。我计划对 Y 先生进行每个月 4 次的心理治疗。每次疗程约 30 至 45 分钟。结果，Y 先生的症状竟然在不需服药的条件下得到惊人的改善。

具体来说，洗手的次数减少了七成，不断确认门窗是否上锁的情况也改善了九成。治疗到后来，他已经能正常地上班工作了。

当然，Y先生失眠的症状也得到改善，抑郁症状也逐渐好转。又因为Y先生在公司努力拓展人际关系，积极与同事们进行沟通，因此，他的上司还主动对他说："你比以前开朗许多哦!"由于开始对周围的人际关系有了自信，以前许多莫名其妙的固执也渐渐减少，心情也因而变得更能放松了。

## 只有在情绪失控时才能表达感受的N同学

N同学是个小学六年级的女生，因为双亲离异而引发抑郁，之后演变成厌食症。

刚开始进行治疗时，N同学正在接受药物治疗，但是几乎没有任何效果。后来N同学自己提出"不想再服用药物"的要求，治疗的重心才转到心理咨询上。

在聆听N同学谈话的过程中，我发现N同学的心中存有"父母之所以会离婚都是我的错"的扭曲想法。这是由于N同学的父母曾经为了她的事而发生争吵，因此N同学常会责备自己——如果自己是个乖小孩就好了。

当我试着问N同学：“父母离婚并不只是因为你的问题，对不对?”N同学回答：“是的，我也并不觉得他们离婚全是因为我，我只是觉得，如果我更乖一点，或许可以减少他们吵架的次数。”因此，N同学为了让自己变成一个更乖的小孩，竟变成无法与人进行正常的沟通，最后连怎样和人做朋友也不知道，变成孤立的状态。

但是双亲仍然离婚了，在N同学的心中便因而产生了“他们什么也不愿意为我做”、“我真希望他们能这样做”、“爸妈根本一点也不珍惜我”等怨恨双亲的心情。

为了修正N同学这些扭曲的想法，我和她进行了如下对话：

“如果换作你是你的父母，你会因为有个听话的孩子而不和对方离婚吗?”(笔者)

“不会，我还是会离婚。”（N 同学）

“换句话说，不论你是个多么乖巧的小孩，你的父母还是会离婚，对不对?”（笔者）

“我想是。”（N 同学）

“经过我们这样的交谈，你对于自己那样自责怎么看?（笔者）

“觉得自己很奇怪，不过，当我自己一个人的时候，我真的没办法不那样想。”（N 同学）

或许对 N 同学来说，要接受父母离异的事实，除了把罪过归咎于自己以外，别无他法。因此在治疗初期，首要的步骤就是帮助她冷静地去检视自己内心的想法。

N 同学觉得，母亲一直是一个将自己的想法强加在孩子身上的人，这也是一个极需处理的问题。

父母离异后，和母亲同住的N同学，如果对母亲说“我当时觉得很痛苦”，母亲便会生气地回答：“那你希望怎样?回到像从前一样吗?这世界上可没有什么时光机，可以让人回到过去! 你现在是在责备我吗?”无法反驳的N同学，有时就会对母亲发出怒吼，或是抓扯母亲、摔烂玻璃杯或花瓶等，做出暴力的冲动行为。

同样的情形也会发生在成年人身上。当一个人无法说出想说的话，严重时会因为积累太多压力，导致情绪像火山爆发般失去控制。

人们所谓的歇斯底里，就是平时无法宣泄的情绪，以愤怒或极端的形式来表达的状况。

近年来家庭暴力(domestic violence)成为社会问题。有许多有暴力行为的男人，大多数是平时沟通能力不佳，和女性吵架时，眼看说不过女性，便抡起拳头打人。

有这种倾向的人，平时必须注意训练自己用语言把情绪表达出来的能力。N 同学也有必要接受这样的训练。

当我把这种主张告诉 N 同学的母亲时，她反驳我："这样，岂不就是让她随心所欲、畅所欲言了吗?我可不想让她这样。"

然而，如果 N 同学内心的想法，在应该说出来的时候，总是无法顺畅地用言语表达出来，只能在最后受不了时，以火山爆发的形式表达，并不是一种适当的行为。

于是，我开始尝试修正 N 同学与她母亲之间的沟通方式。

我请 N 同学将日记念给我听，让我可以清楚地了解，她与母亲之间日常生活中的种种问题，同时也请 N 同学的母亲在场聆听。

在N同学的日记中，如果出现了我觉得有必要加以调整的地方，我便会跟母亲说："这句话可不可以说得委婉一点?譬如说……"用这种方法进行修正。在这个过程中，N同学的母亲终于发现，自己有时确实因为与丈夫离婚，而把许多自己的想法强加到女儿身上，也开始认真思考自己应该怎样修正。

后来，在N同学的日记中，"对母亲咆哮"的记述次数减少许多。虽然有时N同学的情绪仍会失控，并和母亲发生争吵，不过，很明显的，N同学母亲的态度确实有了不少转变。我告诉她母亲说："我们只是在在沟通方式上做了一些改变，就让这个孩子的症状得到改善。那么，我相信这样持续下去，她一定会好起来的。"

另外，我同时也建议N同学多去拓展家庭以外的人际关系。我建议她：

"主动去跟朋友说话嘛!"（笔者）

"不要，这样很丢脸"。（N同学）

“但是难道你不想和哪个人做朋友吗?” （笔者）

在对话中，我得知N同学很想跟某位女同学做朋友，而那位女同学也曾经很友善地和N同学说过话，只不过N同学总是避着她。

于是，我试着与N同学练习，如何放下“颜面与自尊”去跟朋友说话。当N同学真的照做之后，就可以很顺畅地和那位女同学说话了。和那位女同学之间的交谈从五分钟开始，延长为十分钟，然后，虽然曾经有过一整天都没说过话的时候，但后来两人几乎每天都会一起聊天，变成了真正的好朋友。

后来，N同学接受为期一年，共十五次的心理咨询疗程。当初即使服用药物也无法改善的厌食症，也逐渐好转(到目前为止，厌食症并没有有效的药物)，抑郁症状也得到改善。请假的次数也减少了，现在N同学每天都上学，学习兴趣也提高了。

### *调整沟通方式上的不良习惯*

到目前为止，我们介绍了容易陷入抑郁的人，在人际关系上的问题与困难，以及应对的策略。

有的人在与他人发生冲突时，不能坚持自己的意见，只会回家躲在棉被里哭泣、赌气等，不知道如何与人沟通，或是立即便与他人断绝关系，这样的人在社交上较易被孤立，也较易在内心积累压力。

一个人会陷入这种情境，与他 / 她的沟通习惯关系密切。所谓沟通习惯，与我们一直提到的思想与行为上的不良倾向相同。容易陷入抑郁的人，在沟通方面也有几种共同的习惯。如果我们能多加注意并且予以修正，相信一定能减少压力的积累。

接下来向大家介绍几个容易让人积累压力的沟通上的不良习惯。不太知道如何与人交往的人，可以一边阅读下文，一边反省自己与他人的沟通方式，如果发现有类似的地方，以后便可以注意改正。

## 你是否也有这些沟通上的不良习惯?

• 使用暴力

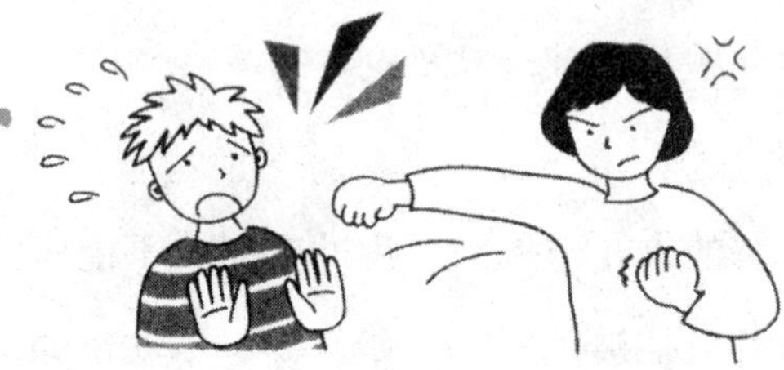

• 总觉得"大家都讨厌我"

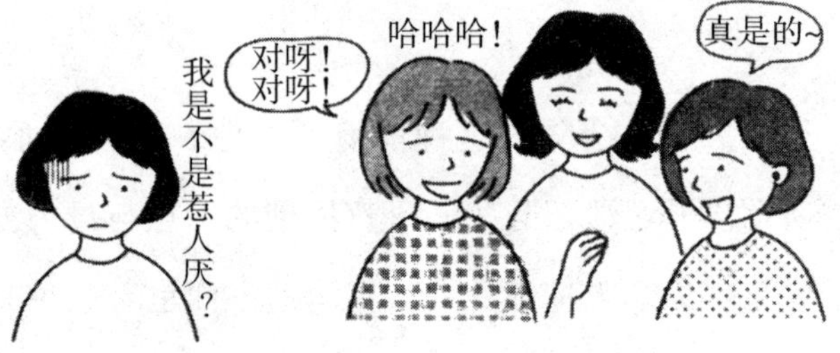


• 放弃与人沟通

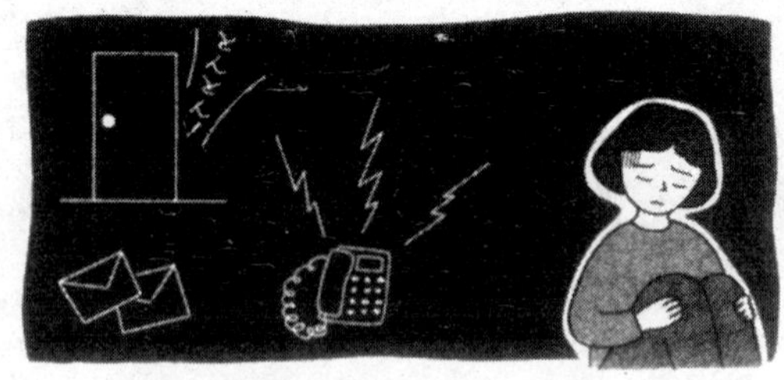

## 不要奢望他人从你的态度或表现来了解你

期望他人从自己的态度或表现来了解自己，而非以沟通的基本方式——语言来表达自己，这是最需要加以改正的沟通上的不良习惯。

这些方式包括大口叹气、闹别扭、露出不悦的神色等。当这些态度被强化之后，最终很可能会导致暴力或伤害自己以引起别人的注意力等问题行为的爆发。

用这种方式表达自己的意愿时，一旦对方无法理解，当事人会觉得悲伤，或怨恨对方，造成自己的压力与痛苦。

的确，有些牵涉到责难、不易说出口的话，如果对方能自动察觉，我们会松一口气。但若我们因此而单方面地希望对方能在我们说出难言之语之前，就理解我们内心的想法，并不是一种适当的沟通理念。

因此，如果内心有想说的话，我建议你还是要痛下决心，爽快而积极地告诉对方："我是如此地烦恼，为什么你就是不能了解呢?”尤其是当我们因为想说的话无法说出口而感到痛苦时，更应该勇于这样做。

### 不要用过于迂回的方式说话

讥讽、厌恶、奉承等说话的方式，是我们常用的委婉、比喻性的说话方法。有时我们必须使用迂回曲折的方式来说话，迫于情势，必须利用这种方式才能表达自己的意愿。不过，个人偏好用这种方式说话的情况或许更常见。有时候，明明是一件当而然之的事，但对方就是不了解，这种情况也不少。彼此无法充分沟通的状况如果长期持续，当然会感到压力。

诸如此类沟通上的烦恼，在性生活中最为常见，尤其是女性。一般来说，由于女性很难对伴侣说出希望对方如何做，因此，总用许多迂回曲折的暗示。可是，到了最后，伴侣还是听不懂。为此，当我们进行性生活咨询时，首先会让女性患者了解，女性也会有性的渴望，所以，告诉对方自己的期望并不是一件丢脸的事。先更正女性患者的观念，然后才针对如何与伴侣沟通，给予适当的建议。

过度迂回曲折的说话方法，与只想用态度沟通一样，当对方无法了解时，便容易陷入“都是他不好”的想法中，将愤怒的矛头完全指向对方。这样做只会使自己的内心更加不安与暴躁，这是我们必须多加注意的地方。

即使是用委婉的方式说话，毕竟也终于把话说出来了。既然如此，何不鼓起勇气，干脆把话说清楚，让对方能够完全明白呢?

### 不要想当然地认为对方已经知道你的想法

当对方没听进去自己所说的话时，也会积累压力。尤其是当你觉得自己已经把意思充分表达给对方，而对方仍然没听进去时，就更容易感到压力，甚至愤怒了。

“我不是已经告诉你，要先做好准备了吗?”

“没有呀!我没听到。”

类似这样的对话，不论是在家里或在公司，相信大家都不陌生。此时，不论是对话的哪一方，应该都会感受到压力吧！

会发生这种情况，不论是下指示的一方，还是接受指示的一方，都应该负部分的责任。如果有一方立刻咆哮说：

“为什么不做?”

“你要认真听人说话啊！”

这样一来，彼此的压力指数必然上升。

为了避免这种情况发生，我们不但要留意自己说话的内容是否已经清楚表达给对方，还应该确认对方是否了解并且听进去了。尤其当对方似乎无法集中注意力时，更有必要小心选择适当的沟通方法。

请大家一定要谨记，“说过了”并不代表“传达到了”。

## 不要执著于自己任性的想法

如同前文所说，孤立对一个人的心理状态所产生的最坏影响，就是因为自己的想法而将自己孤立了起来。

举例来说，如果有一天，同事们约好下班后一起去喝酒，而你却必须加班，也没有受到邀请。其实大家是因为体贴你，心想：“那家伙好像很忙，还是别打扰他了。”不过，你却沮丧地想：“大家是因为讨厌我才没有邀我。”从此以后，就算大家开口邀请，你也顽固地拒绝：“我不去！”这就是执著于自己任性的想法的例子。

为了不让自己陷入这种情境，首先，我们应该反省：“我总是会在这些地方反应过度。”先帮自己的负向思考刹车。接着，不只在脑中想，还要进一步付诸行动。比如，主动去问对方：“我可以一起去吗?”“把工作做完后我也想去，到时候跟你们联络好不好？”通过沟通去确认对方的想法非常重要。

永远不要放弃沟通

不论是以语言或是表情的沟通都不愿意尝试，完全不想表达自己内心的想法——这意味着这个人完全放弃与他人沟通，是最危险的一种情况。

“反正说了他也不明白。”

“只要我能忍耐，就没事了。”

近年来，有不少年轻人内心抱持着诸如此类的想法，在遇到挫折时，躲在棉被中哭着入睡，或先在内心预设立场，几乎完全放弃与他人沟通的尝试。

乍看之下，这种态度似乎是一种谦虚，但从另一个角度来看，我们也可以把它解释为是一种根本不想和人进行沟通的傲慢态度。个人单方面决定断绝彼此的关系，甚至可以说是一种等同于暴力的破坏性行为。长此以往，当事人的孤立感会逐渐加深。我们几乎可以预见，这种人迟早会生病。

如果要从这种状况中挣扎出来，我们可以向着“把自己的意思清楚表达给对方”而努力，如果觉得无法直接表达，使用电子邮件或普通的信件，也不失为一种好的选择。

如果连这种做法也有困难时，建议你最好找个朋友、同事，或是心理咨询师等专业人员商量。当你能和这些人说出心里话时，便可以帮助自己从内心的封闭中走出来，挣脱这种最糟糕的情况。

## *人际关系疗法是由许多成功案例所积累的经验*

广义来说，能够有效治疗抑郁的现代精神疗法或心理咨询，其实是一种针对人际关系进行改善的治疗方法。其中所谓的人际关系疗法，其治疗特征便是，客观审视人际关系的结构，提供沟通的具体方式，希望能改善当事人的人际关系，进而达到治疗的目的。

换句话说，这种治疗法不只是在单纯地解决人际关系上的问题，或帮助人减轻压力，而是将重点放在思考如何以具体实际的行动解决问题。这是这种治疗法最大的优点。

本章所提出的那些容易导致抑郁的四种典型的人际问题："悲伤情绪无法消解"、"期望与价值观的差异"、"无法接受角色的转变"、"孤立"等，并非来自某位专家的创见，而是积累许多过去成功案例的结晶。换句话说，这种看似全新的治疗法，其实是过去在临床治疗中被多次使用，并得到成功，富有疗效的各种方法的归纳。因此，这些疗法对于克服抑郁症确实极具实用性。

因此，如果你发觉自己的烦恼或压力是来自于人际关系的问题时，不要独自一人空烦恼，建议你认真详读本文中所介绍的各个案例，相信你一定能从中找到一些启示，帮助你解决问题。

第6章

# 必须服用药物时

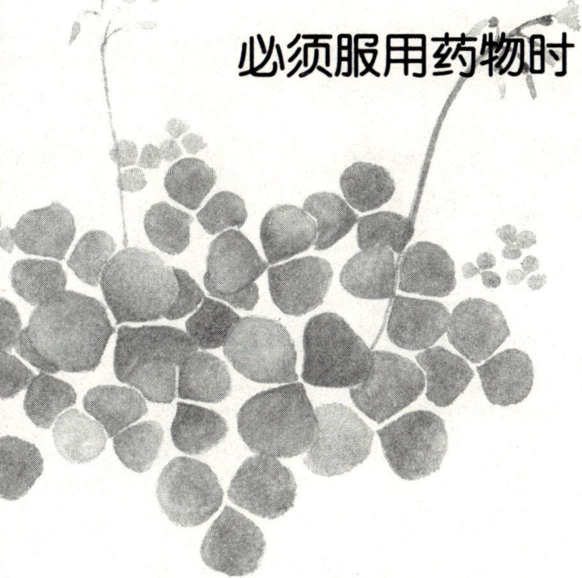

### *出现以下症状要立刻就医*

到目前为止，我们针对各种克服抑郁的方法，如转换心情、自学现代精神疗法并实践自助治疗等，做了种种的说明。这些方法对于抑郁症状较轻微的人，应该能发挥极大的功效。

不过，当尝试过转换心情，而自助治疗又似乎不见效果，且症状越来越严重时，自己就会不断担心，是否因为抑郁程度太重，导致自助治疗无效，或是因为自己做法不对才没有效果呢？这样独自担心并不是很好的现象。此时，考虑借助精神科医生或心理咨询师之力才是明智的选择。不要想自己是要去接受治疗，只要想“去看看那是种什么样的地方，试试看也好”，用这种心情去面对，会比较轻松。

某种状态下的抑郁，必须及早就医。这种状态就是当自己变得无法控制自己的行为的状态。具体来说，想死或无法停止自残行为等，便属于这种状态。

出现“想死”的念头固然危险，不过，当心中出现“比死还痛苦”的感觉时，也非常危险。当你处于这种状况时，一定要立刻前往医院求助。

尽管知道要去医院求助，但第一次因为抑郁而必须去医院就诊的你，一定不知该如何选择医院吧?在此，笔者简单地为读者介绍一下各种医疗院所的特色。

在日本，治疗心理问题或精神疾病的医疗机构，共分为“心疗内科”、“精神科”、“心理诊所(Mental Clinic)”三类。

“心疗内科”适合那些不只出现心理问题，也同时出现身体症状的人就诊。例如，出现胃溃疡或气喘等心身症状的人，便可以到心疗内科求治。此外，精神方面的问题尚不严重的患者，我们也建议其到心疗内科接受治疗。

其次是“精神科”，适合需要接受专业精神治疗的人就诊。近年来在东京都中心出现许多

“心理诊所”，他们所进行的治疗，其实与一般医院中的“精神科”治疗方法雷同。

精神科医生对药物的使用方法以及有关精神疾病方面的知识较为丰富。相对于心疗内科的医生，他们在使用抗抑郁药时，更能得心应手，也比较清楚应该如何避免药物对患者所产生的副作用。因此，当抑郁症状严重时，精神科或心理诊所，应该更能提供有效治疗。

上述所说只是一般性原则，如果当事人怎么也无法接受到精神科就诊，我的建议是，不论如何，先到任何一间病人可以接受的门诊都行。

## *抗抑郁药的作用机制*

当你到精神科就诊，而症状又越来越严重时，医生大多会建议你服药。虽然，我在本书中不断提到，治疗抑郁除了用药之外，还有许多非药物的方式。然而，当医生建议你服药时，希望读者仍然能抱着“或许对自己来说，服药是必须的”的想法才好。

不过，突然被医生指示服药，相信对任何人来说，都不是一件容易接受的事。而且，如同本书开头所说，日本的精神医学界，确实存在过度使用药物的倾向。但如果医生指示患者服药，多数时候，服药确实会对病情控制有所帮助。

在此，笔者将针对患者在面临服药时会出现的不安与疑问进行说明。为了治疗精神疾病而服药时，如果能先消除内心的不安和疑虑，知道自己为什么必须服药，并能接受药物治疗时，也相应地会提高治疗效果。

对许多人来说，最大的疑问是——“吃药真的有用吗?”

针对这个问题，首先，我要让读者知道的是：服用抗抑郁药的人当中，约有近七成的人症状得到某种程度的改善。而且，根据研究，抗抑郁药对胃溃疡等心身疾病或自主神经功能失调也有治疗效果。

对药效有疑虑的人，内心大多存有“人心应该无法靠药物改变”的强烈质疑。抗抑郁药等精神科的药物，并不是在人心中施加魔法，或破坏心理机制。药物之所以能对心理症状发生作用，其实是有一套了不起的运作过程的。

人类的脑中存在血清素(serotonin)、多巴胺(dopamine)与副肾上腺素(noradrenalin)等三种神经传导物质。这三种传导物质的名称，近来时常出现在电视与报章杂志中，相信应该有不少读者听过它们吧?

在我们持续因为某些无法得到结论的事情而烦恼，或烦恼的事迟迟无法得到解决时，这些传导物质便会失去平衡，结果便会出现抑郁等精神上的痛苦，或自主神经功能失调等身体的异常状况。

这种精神上的痛苦，有时可以靠休息或转换心情来缓解，但当神经传导物质出现严重失衡时，身心异常的状况便不容易恢复。

如果我们以治疗糖尿病的情况来做例子，应该就很容易理解了。当一个人发现血糖上升时，如果他想“最近好像有点糖尿病的倾向”，那么，他便会开始注意运动和饮食。大多时候，只是因为多加注意，身体的状况便会好转。但当身体真的罹患了糖尿病，就算你十分注意，只吃少量的食物，血糖仍然很容易往上飙升。到了这种程度，只靠运动或饮食控制已经不够，必须使用胰岛素等药物来控制血糖。

抑郁症也一样，当病情严重时，病人会因为一点小小的事而感到悲伤沮丧，容易感到疲倦、想死，或出现平时无法想象的怪异反应。

在这种情况下，使用药物来控制传导物质的多巴胺或血清素，去调节这些神经传导物质的平衡，是精神科药物治疗的目的。虽然药物以外的方法也值得尝试，也有许多确实有效的例子，但是，当脑内的神经传导物质严重失衡时，我们便必须靠药物的帮助来解决问题。事实上，我们可以通过脑部影像摄影，清楚地观察到，服用药物后，病人脑内的血液流动的确较为顺畅。

不过，最近也有研究发现，接受精神治疗的患者脑部血流状况的改善情形，与服用药物后的状况雷同。换句话说，进展到某种严重程度的抑郁症，如果能不单使用药物或单靠精神治疗，而能两者并用、相辅相成，相信治疗效果会更好。

因此，如果你不喜欢吃药，或许你可以试着想想：如果你近视了，你会很自然地就去配戴普通眼镜或隐形眼镜。你心中很明白，眼镜只不过是辅助视力的工具而已，并不会因为戴上眼镜，就会看到原先裸眼看不到的东西。服用精神科的药物也一样。不论是药物或精神治疗中的心理咨询等，都不过是帮助脑部正常运作的工具，药物并不能、也不会控制你的心灵。

### *耐心寻找适合自己的药物*

不知道各位读者对精神科的药物了解多少?大体来说，精神

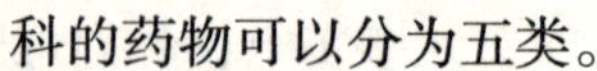

科的药物可以分为五类。

- 抗抑郁药：缓解抑郁与焦虑。
- 抗焦虑药(精神镇静药)：缓解焦虑的情绪。
- 安眠药：改善睡眠问题。
- 情绪调整药物：控制躁郁症或情绪冲动。
- 抗精神病药：抑制幻觉、妄想与情绪兴奋。

在使用药物时，先理解用药的必要性之后再服药，这一点很重要，我们在前文中已经谈过。另外，开始服药前，对于药物的效果不抱有一定有效的过度期待也很重要。

精神科的药物，并不一定一开始就会有效果。大多时候都需要在服用一段时间之后，病人才会渐渐感觉到效果，特别是抗抑郁药。所以，最好先做好心理准备。在治疗抑郁症的药物之中，几乎没有任何药物能立即见效。

在医生开立精神科药物的处方时，大多会从

较少的剂量开始尝试，确定不会发生副作用之后，才逐渐增加剂量。因此，即使是适合自己的药物，也需要过一段时间之后，才会逐渐看到效果。

在此，希望读者能了解，接受精神科药物治疗的过程中，也包括寻找适合你的药物的过程。

的确，如果能立即找到适合自己的药物，又能立即显出疗效，相信就不会有这么多人难以接受药物治疗了。所以，也难怪许多人的心中仍怀有“就算吃药，也没有什么用吧”的想法。

特别是对抑郁症的患者来说，原本焦虑的感觉就很强烈，其中又有许多人有“全有或全无”的想法，尝试过一种药物，发现没有效之后，大多会立刻做出“果然没用吧!”“对我来说，吃药大概也没用”等极端的结论。

此时，如果我们能以接纳的态度，换个方式去想“谁说一下子就能找到适合的药?”“寻找适合自己的药物也是有意义的事”，就可以在几乎不感到压力的情形下，有效地找到适合自己的药物。这样一来，一旦找到适合你的药物，药物所能够发挥的功效也会大不相同。

如果你得了感冒，而服用了医生开的药一个星期还不见效时，你觉得不安是理所当然的。但抗抑郁药就不同了。千万不要自己下定论说“这个药对我没效”，应该先相信这个药有效，并且持续有耐心地继续服用，才是最重要的。对药效抱有过度的期待并不正确，但是“信者得救”的服药心态也同样不可欠缺。

了解自己正在服用的药物非常重要。找医生开药时，别忘了询问医生药物的名称与疗效(当然，处于无法询问的心理状态时例外)。有些医生不喜欢多做说明，只会告诉病人“你就吃这个药”。这种态度是造成患者拒绝用药，或在疗效出现之前便自行停止服药等问题的主因。如果医生几乎不对药物做任何说明，或对你的疑问显得不耐烦，那么，或许你可以考虑换个医生求助。

## 药物副作用没有那么可怕

“我知道吃药比较好，可是我害怕药物的副作用……”即使医生指示服药，但却无法立刻下决心接受的人，大多是由于内心有这种担忧。

事实上，精神科药物的副作用大多为想睡、恶心、口渴、便秘、轻微的晕眩、双手发抖等。

我希望那些恐惧药物副作用的人了解：

“我们最好有心理准备，因为每个人在服药之后，或多或少都会出现一点副作用。不过，那些副作用并不会永远跟着你，不必过度担心。”

如前所述，未经尝试，我们无法确定哪一种药物适合自己。当然，在使用精神科的药物时，医生会先从对大多数人都有效，并且副作用最少的药物开始尝试，这也是医生们开立处方的基本态度。

不过，虽然医生们会尽量使用副作用少的药物，不可否认，副作用仍然存在。服用后所产生的无法忍耐的疼痛或痛苦等副作用，即使停止服药，也还会持续一段时间。但我们不能因此就认定药物无效。因为出现副作用，而觉得“这种药对我没效，吃了以后都没有改善”，并且擅自停药，是不行的。

我想，大家应该都有服用感冒药的经验吧！服用感冒药之后所出现的昏睡感，是感冒药的副作用之一。精神科的药物对脑部所发生的作用，和感冒药类似，会导致人产生昏昏欲睡的感觉。

抗抑郁药与感冒药，都是作用于脑部组织胺系统的神经传导物质接受器。在发生作用的过程中，有些人会感到昏昏欲睡。不过，精神科的药物也和感冒药一样，一旦停药，那种昏昏欲睡的感觉便会消失。

此外，药物的副作用，在我们刚开始服用时最严重。当我们继续服用，药效渐渐发挥，大多时候，副作用也会一个星期比一个星期、一个月比一个月地减轻。因此，当你开始服用某种药物而出现强烈的副作用，但为了控制病情，必须继续服用时，千万不要私自断然停药，应该充分征求医生的意见，再视情况调整，这一点极重要。

近来已有许多不易发生副作用的新药问世。因此，请读者们不要过度担心药物的副作用，而应该怀着“应该多少有点效果吧”的期待心情，放心服药，以改善病情。

其实，换个角度想，有时我们也可以把药物的副作用视为一种药物正在发挥效果的状况。这种情形与感冒药类似，药效与副作用可说一体两面。因此，不要因为副作用让你感到不舒服，就立刻认为那种药不适合自己，应该谨慎评估，是否应该再多忍耐一点副作用的不适，以及继续服药的优点等，再决定停药或继续服药。

## 关于成瘾、痴呆和耐受性的误解

除了副作用之外，许多正在服药或即将开始服药的人，对药物所抱持的负面印象，还包括药物依赖的疑虑。大家会在心里想：

“是不是只要一开始吃药，就没办法停了？”

“会不会一辈子都得吃药?”有这种不安的心情（担心自己会成瘾）的人，应该是把精神科的药物想成与酒精或毒品同样危险的东西了吧!

除此之外，我们也常听见很多人担心：

“吃这个药会不会让人变笨呢?”

“头脑是不是会坏掉?”(担心自己因为服药而痴呆)

**对药物感到疑虑和不安时，找你的医生谈谈吧！**

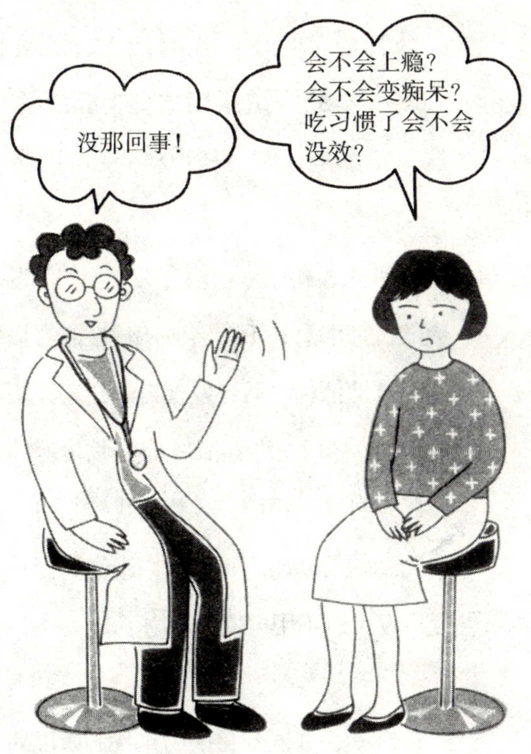


还常听见有人问：

“这些药吃久了，会不会渐渐就没有效果了？”

“药的剂量会不会越吃越大？”(担心出现药物耐受性的问题)

成瘾、痴呆、耐受性等问题，是人们对精神科药物最常见的不安与疑虑。或许也因为如此，许多人不敢尝试服用这些“可怕的药物”。不过，这一切都是人们对精神科药物的误解。

首先，我们来谈谈有关成瘾的问题。其实，大多数的抗抑郁药并不会造成依赖性或习惯性。如果你在服用抗抑郁药之后，发现自己变得无法不服用它来控制情绪，那么，这应该不是药物依赖的问题，而是你自己本身状况不佳，导致自我控制力下降，暂时还需要药物的帮助而已。因此，当你的自我控制力逐渐恢复，便可以不用再依靠药物了。

但是，如同到目前为止我们所说的，服药并不能帮助你解决所有的问题。停药之后，病人还是得靠自己面对并解决现实生活中的各种问题。在重新面对现实问题的过程中，或许会让人再度感到痛苦或不安，这时必须依赖转换心情、替代医疗、自助治疗、心理咨询等方法，来提高自我抗压能力。

此外，安眠药或镇静药常被认为比抗抑郁药更容易让人产生药物依赖，不过，只要是在医生的指示之下，即使持续服用，应不致产生任何问题。因此，我们可以说，包括抗抑郁药在内，精神科所开立的药物处方，一般来说，产生药物依赖的可能性极低。

世界上有一种随手可得、合法、容易上瘾、耐受性极强——也就是说，吃多了会因为身体越来越习惯，而越吃越多的东西，那就是酒精。即使如此，如果每晚小酌 ·杯，也不会让人上瘾。如果我们能了解，只要切实遵照医嘱服用，精神科药物比酒精更不容易使人成瘾，就不需要那么担心害怕了。

有不少人会有“一醉解千愁”或“喝酒可以帮助入睡”的想法。身为医生，我无法认同这样的观念。总是用酒精来转换心情，才是真正使人染上酒瘾的根本原因。此外，用酒来助眠，或许在当时的确很容易产生睡意，但事实上，酒精却无法帮助人得到深度睡眠。睡得不深，让人无法得到充分休息，反而是一种隐患。更进一步来说，根据研究，酒精的代谢物中含有导致情绪抑郁的成分，对心理情绪的影响不小。

至于有关服用药物是否会使人痴呆的问题，如前文所述，精神科的药物，主要作用于脑内的传导物质，因此，这和直接作用于脑部，并对脑部产生不良影响的大麻或迷幻药完全不同。大麻或迷幻药对脑部的影响与伤害是不可回复性的，但精神科的药物则是一旦停药，脑部的运作就会回复到原有状况，当然不会造成所谓痴呆的问题。

最后，我们来谈谈精神科药物的耐受性。有许多患者反映："出院以后，如果药的剂量不加重，就感觉不到效果"，或"回到职场以后，身体状况变差，药物的剂量也跟着必须加大了。"

这种案例并不少见，但这并不一定是药物失效的缘故。至于为什么用药量必须增加呢?以下举胃溃疡的例子来向大家说明。

当胃溃疡的情况严重时，医生除了用药物治

疗之外，也会要求病人暂时停止进食。停止进食一段时间之后，当症状获得改善，就开始让病人吃一点稀饭。然而，病人开始吃稀饭后，胃又会开始疼痛。难道是胃的状况又恶化了吗？并不是。当病人停止进食时，由于胃部不再受到刺激，就不会感到疼痛。但一旦开始进食稀饭，胃再度受到刺激，就又会感到疼痛。针对这种状况，我们可以继续进食稀饭，并且继续服用胃药。如果是稀饭这种温和的刺激都会让胃感到不舒服，就表示胃还需要药物治疗。如果进食的是普通的饭菜，刺激更强烈时，在胃习惯之前，用药量便必须增加了。

治疗抑郁症也是如此。当病人重新回到一般生活，入院或休职期间所没感觉到的问题又重新浮上脑海时，就会成为一种刺激，让人感到压力，也因此有时必须增加用药的剂量。当情况严重时，也会有人因此陷入情绪低潮。不过，绝不能因此擅自停药或不再回到医院复诊，否则将导致病情再度恶化。

抑郁症的病人遇到这种情形，很容易就会觉得“药量必须增多，是因为它没效了”，但这并不是事实。请记住!这不过是为了抑制复原过程中所产生症状的一种暂时措施而已，这种想法与“相信药效，持续服药”的态度息息相关，对治疗效果影响极大。

大多数恢复期的患者，会回到原先感到压力的家庭或职场。就算不用回到那些环境，在恢复期时，症状尚未稳定控制的情况也不算罕见。因此，不要期待恢复过程一切顺利，要有耐心，准备接受恢复过程是进三步、退两步的情况，这种心态对于恢复期的患者来说极为重要。

### *用药时程过短会提高复发的可能性*

服用精神科的药物与内科药物相同，遵医嘱重于一切。姑且不论那些没吃药却假装自己吃过药，或没有遵照医嘱按时、按剂量服药的人，在服用精神科的药物时最需注意的是，不要自行判断自己已经好了，而擅自停药。

举例来说，即使是感冒药，医生也会希望病人将他所开的剂量全部吃完。如果只是普通的感冒，当病人自觉已经痊愈而不再吃药，感冒复发的机会并不会太大。而心理疾病不同，即使自己觉得已经好了，往往也只是表象，大多时候那种“好多了”的感觉，只是因为药物暂时控制了病情而已。因此，我们绝不可以任意自行判断病情，轻率地断定自己已经好了，而停止服药。

那么，到底什么时候才可以不用再吃药呢?答案是——医生说“可以不用吃药”的时候。

最近的研究发现，服药时程过短会提高抑郁症复发的可能性。在精神医疗最先进的美国，医生们对于那些首次因抑郁症服药的人，会建议他们在症状改善之后至少半年到一年继续服药。这是因为最近的研究发现，脑部疾病的治疗，需要比较长时间的用药。此外，第一次罹患抑郁症且在症状得到改善之后，又再继续服药一段时间的人，比那些立即停药的人，抑郁症的复发率低。

即使是症状相同的两个抑郁症患者，在同一时期开始服用同一种药物，药物显现效果的时间也不尽相同。这是因为每个人的体质不同所造成的。当然，这也和两人是否接受其他的心理治疗有关。例如，在药物治疗之外，辅以心理咨询，解决了现实生活中的重要问题，会比只吃药的效果好，也会因此降低复发的可能性。

### *要相信总有一天可以摆脱药物*

何时开始服用精神科药物、何时停药等，会因为个体差异而有所不同。因此，与可信赖的医生进行充分的沟通极为重要。

不过，在开始服药时，笔者希望读者铭记在心的是——精神科的药物不一定要吃一辈子，有时药物可以减量，有时也可以停药。

对于那些抑郁症不断复发的人而言，他们的确有必要长期服用药物。但如果你是第一次发病的抑郁症患者，即使你吃精神科药物的时间比吃感冒药久一点，也不需要抱有“一旦开始吃药就停不下来了”或“我会变成药罐子，一辈子都得吃药”等担忧。

相反，“只要一生都持续吃药，就可以安心

了”的依赖药物的想法也不恰当。抱持“总有一天可以不用吃药”的想法，开始服用精神科的药物，应该是最恰当的心态。

以“总有一天可以不用再吃药”为目标，开始接受药物治疗，当心理状况恢复平衡时，再一边辅以心理咨询、自助治疗、心情转换等方法，渐渐减少用药或停药——保持这种心态，对于治疗抑郁症相当重要。

## *以自助的心态面对药物*

关于药物治疗，最后还要再次叮嘱各位读者——不要过度相信，也不要过度不相信药物的疗效。

如果医生建议你服药，那么，请你一定要先放下自己对药物的偏见，相信医生，开始服用药物。这种态度对于治疗你的抑郁症很重要。不过，就如同有胃病的人，因为仗着自己在服药就暴饮暴食是不对的一样，千万不要因为觉得自己已在服用抗抑郁药物，而简单地认为所有问题都可以靠药物来解决。

有些读者对于精神科的药物怀有强烈的偏见——过度不安或过度期待。如果真是如此，那么，你的情况应该已经达到连“用药”这件事，都会让你陷入抑郁的程度了。

前面几章所介绍的三种现代精神治疗法，应该能为你克服这些对药物的偏执提供一些帮助。

“我对于药物的想法是否太过极端了?”

“虽然我根本不相信药物的效果，不过我好像也没听过那些吃过药的人怎么说……”

“医生说我最好是吃药治疗，要不要试试看呢?不行的话，再停药好了……”

尝试以这些现代精神治疗的观点改变自己的想法，有助于药效的发挥与提升。

### *抑郁症的治疗是一段探索自我之旅*

当你借助药物的力量帮助自己恢复正常时，接下来，如果要让自己真正摆脱药物，便须个人努力了。换句话说，你要努力改变自己那种容易导致压力积累的心理倾向。这与那些因生活习惯不够理想而生病的病人，在康复之后，必须控制并改善饮食生活习惯的情况一样。

不论是谁，只要涉及社会生活，都会面临压力(或许也可以说是紧张感)。适度的压力可以让人不致太过松懈，也能帮助人获得成长。因此，我们所有的做法并不是要让压力烟消云散，而是要帮助人提高抗压力。

尤其是那些罹患抑郁症的年轻人，他们患病的原因，大多起因于对压力的反应过度，而非因为遗传因素。

至今我们所介绍的心情转换、自助治疗等方法，都是应对压力的良方。此外，这些方法对于那些还不需要服药的轻度抑郁症患者也有良效。即使抑郁病情严重而需要服药治疗，若能同时善用现代精神疗法，也能帮助人早日脱离药物。

在战胜抑郁症的人之中，有许多人觉得，因为抑郁症，让自己出乎意料地提高了对自己人生的满意度。治疗抑郁症的过程，让他们重新有机会思考自己的人生，比患病之前，更进一步地找到了属于自己的生活方式。

因此，如果你也得了抑郁症，千万不要只是一味地沉溺于痛苦的感觉之中，或觉得“人生的不幸从此开始”。何妨试着将服用药物等治疗过程看作是一段“探索自我之旅”?相信这样的想法必定能为你带来更美好的人生!

epilogue 结语

## 每个人都有适合自己的治疗方法

“我绝对不要去看精神科。”

“我绝对不要吃精神科的药。”

相信应该有不少人有这种想法吧！我作为精神科医生，这样说或许有一点矛盾，不过，我觉得这种想法，在某个层面上来说是一种健康的想法。

即使精神上感受到强烈的痛苦，也不选择立刻依赖药物的态度，其实是一种与抑郁战斗的心理动力。我之所以会这么说，是因为当事人并没有依赖酒精等去解决烦恼的问题，值得肯定。

在成为精神科医生之前，我心中也常怀有“精神病真能治好吗?”这样的偏见与怀疑。老实说，成为精神科医生之后，虽然能用理性来理解药物的作用，但内心仍总不免存有“药物真的有效吗?”的怀疑。然而，在治疗过更多的患者，看到他们因为服用药物而使病情获得改善时，我便在不知不觉中，开始毫不犹豫地告诉患者：“你得了抑郁症，我开药给你吃吧!”在我的脑海中早已忘了，如果可以的话，患者们并不想用吃药的方式来治疗抑郁症。执业多年之后，对我来说，开给患者精神安定药或抗抑郁药，甚至比开给患者感冒药更加简单。到最后，在面对抑郁症的患者时，除了开药之外，我竟变得什么也不会做了。

当我意识到自己的情况，开始对自己的做法产生怀疑时，也正是我开始执笔撰写本书之际。

“我到过心理诊所，医生诊断我得了抑郁症。那里的精神科医生只会叫我吃药。吃了医生开的药，除了想睡觉之外，根本没什么显著的效果。”

“有个心理咨询师帮我做了心理咨询，不过，他只是听我说话，对我来说一点帮助也没有。”

“如果可以的话，我并不想去看精神科，我希望可以不靠药物就能治好抑郁症，我该怎样办呢?”

这是我的朋友们来找我商量时，常会出现的谈话内容。关于这些问题，我通常会告诉他们：

“这些都是现在日本精神医疗界所存在的问题，但我们也不能因此就说心理治疗或精神治疗没有效果。”

“如果真的觉得难以接受精神科或心理咨询的治疗，要不要先试试中草药或自助治疗呢?”

如同本文中一再提到的，即使是相同的症状，有些人对草药反应良好，有些人则从阅读有关认知治疗的书籍中受益，又有些人则很可能只是因为心理咨询师的聆听而使抑郁症状得到改善，也有些人靠服用抗抑郁药走出抑郁，只不过其中也有不少人因为药物副作用而中止了治疗。

换句话说，到底要用哪一种方法来治疗抑郁，是因人而异的。十个患者，会有十种治疗方法。因此，我们得到的结论是：

如果不实际去尝试，实在难以知道适合自己的方法究竟是什么。

话虽如此，我们仍然可以确定，抑郁症的治疗是以帮助人尽快恢复正常，以过健全的生活，活出自我为最优先的目标。因此，在治疗时，我们无须坚持使用药物或不使用药物，因为这都只不过是一种达到治疗目标的手段而已，最重要的是尽快治好抑郁。希望大家一定要注意这一点。

人生而有涯，为了充分而有效地利用有限的光阴，在此，笔者诚挚希望每一位为抑郁所困扰的人，都能了解当前最有效的各种治疗抑郁的方法，并在其中找到自己最能接受、最适合的方式，帮助自己走出抑郁。

最上悠

2004 年 7 月